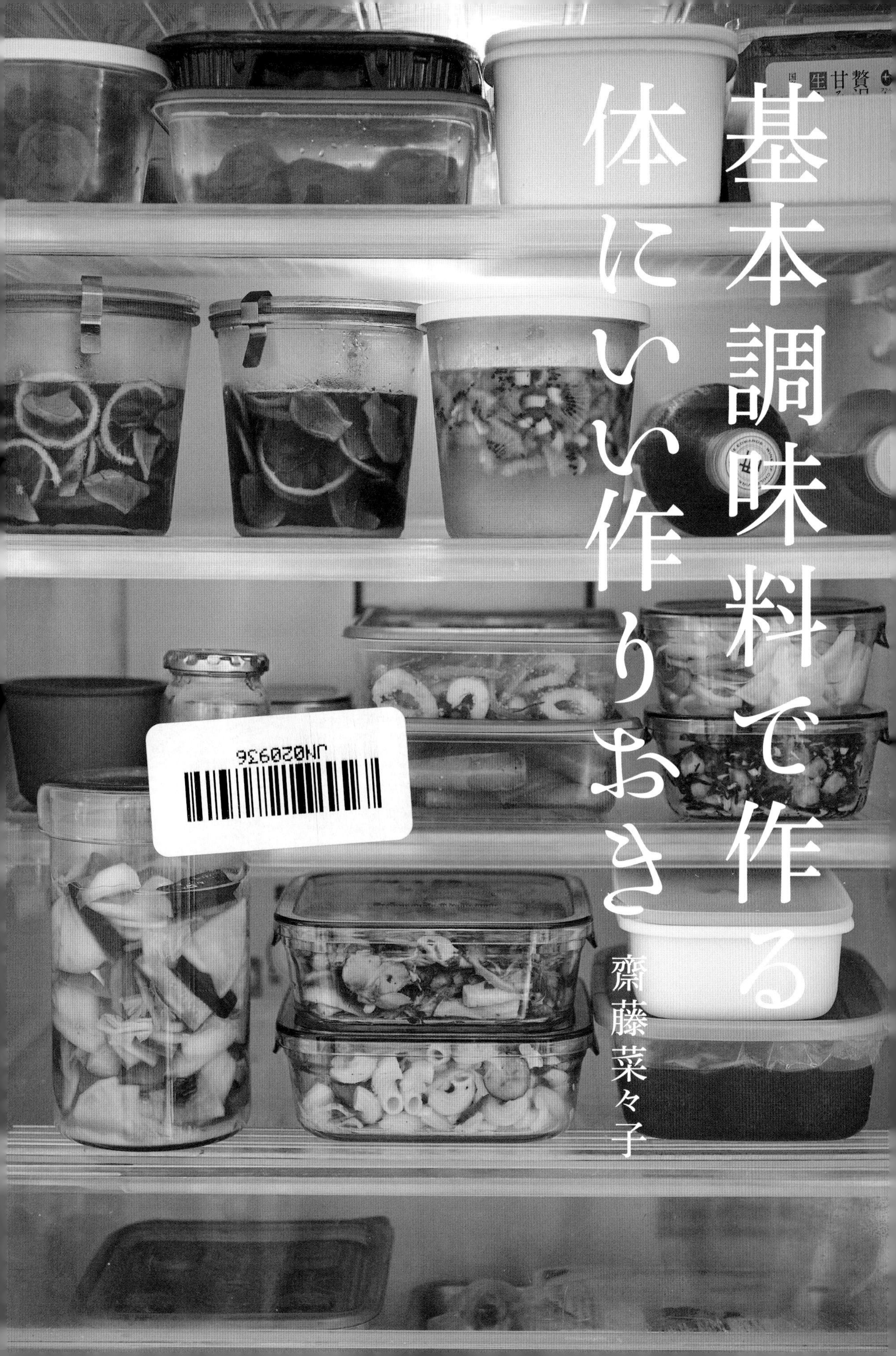

基本調味料で作る 体にいい作りおき

齋藤菜々子

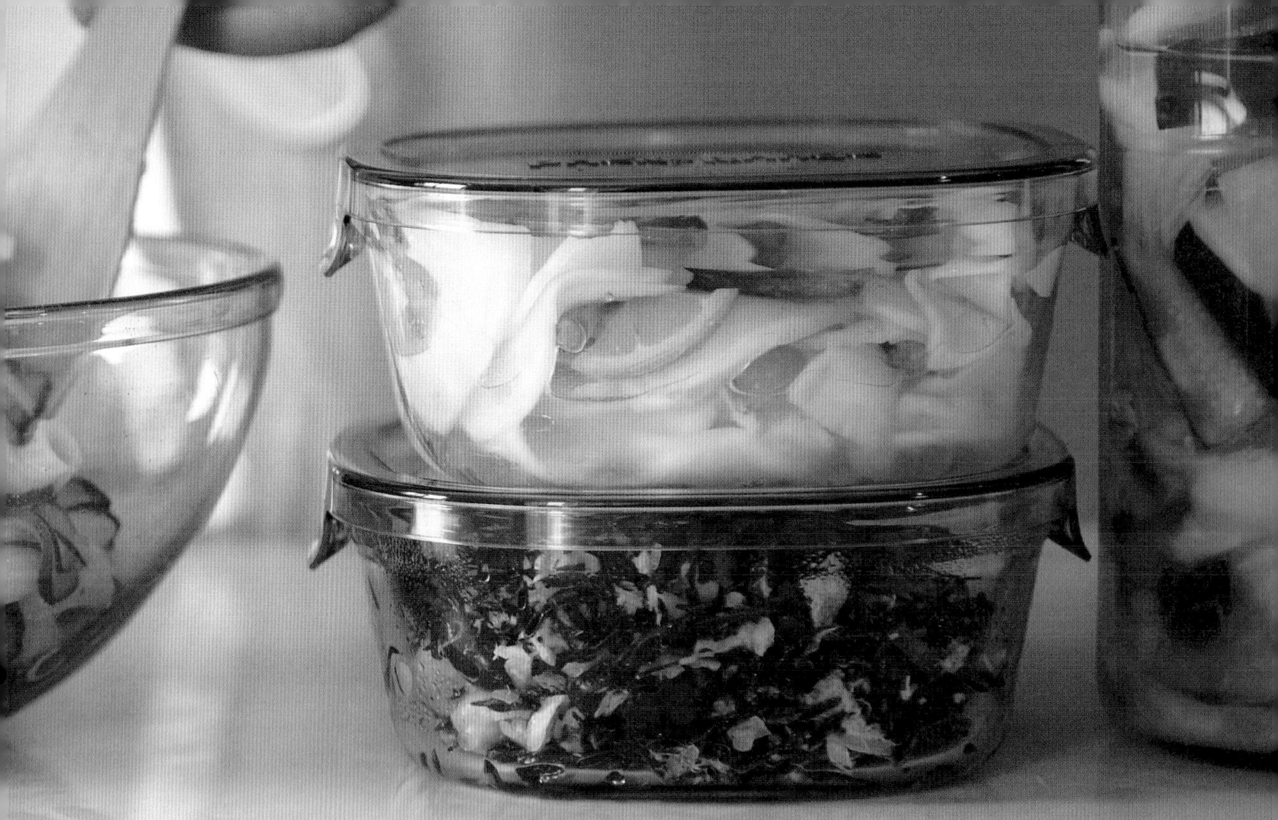

はじめに

母はいつも早歩きでした。
きっと毎日忙しかったからでしょう。
父とともに小さな飲食店を切り盛りしながら、
家事のほとんどをこなして、家族のためのごはんも作り、
のみならず私たち姉妹のためにお弁当まで作ってくれていました。
「料理を作るのが私の楽しみなの！」なんて笑ってよく言ってはいましたが、
相当なことをしてくれていたのだなと、自分も一社会人となった今、
しみじみ感じます。

共働きが増え、在宅時間がぐんと長くなった今の世の中では、
たくさんの人が、家事や育児で、仕事で、
さまざまな事情を抱えながら、台所に立っていると思います。
忙しいときもあれば、体調が悪いときもあるでしょう。
それでも毎日ごはんの時間はやってきます。
そしてそれは決しておざなりにはしたくない、大切な時間です。

私自身、料理を仕事にしていても、時間や心に余裕のないときは、
「食事の準備どうしよう……」なんて悩み疲れる日もありました。
そんなとき、ほんの2〜3品でも冷蔵庫に作りおきがあるだけで、
劇的に毎日の食卓を軽やかに、豊かにすることができたのです。

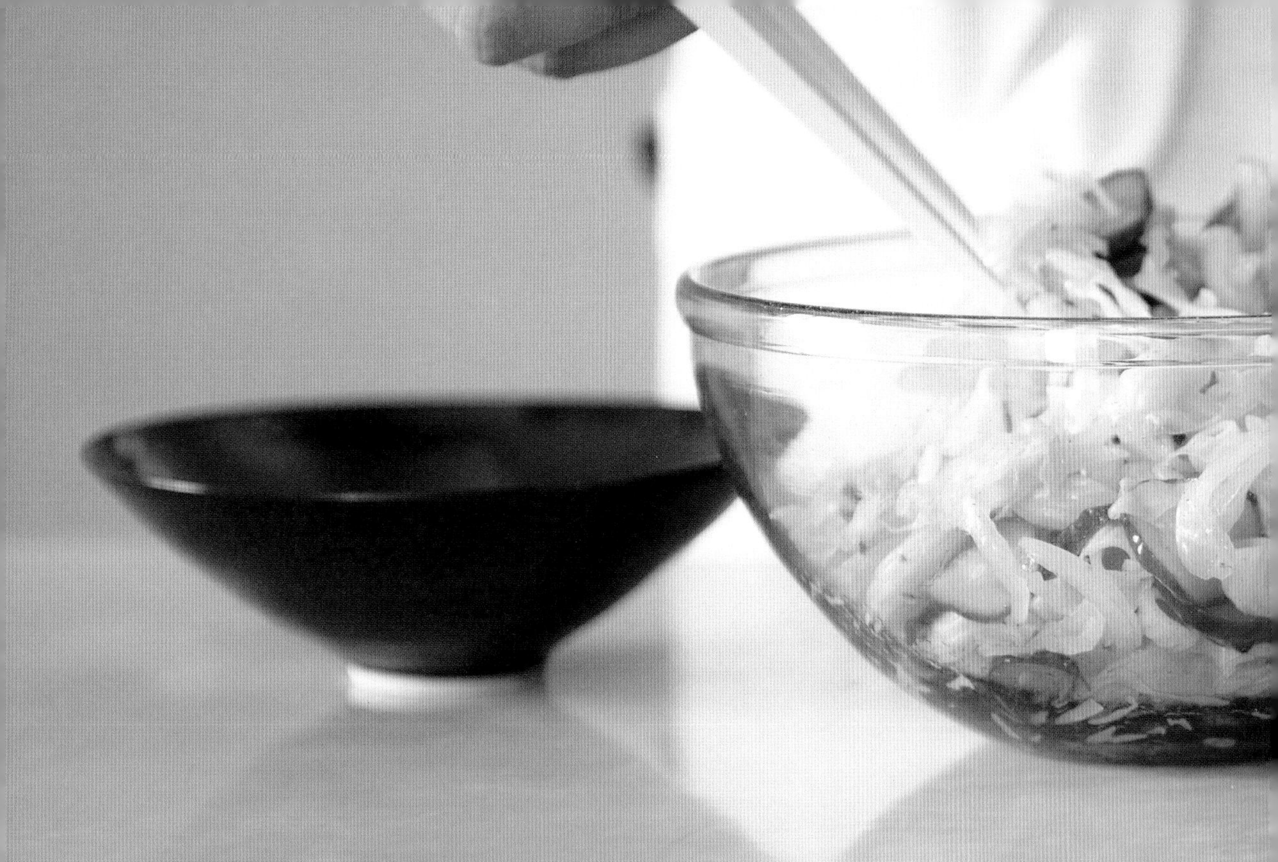

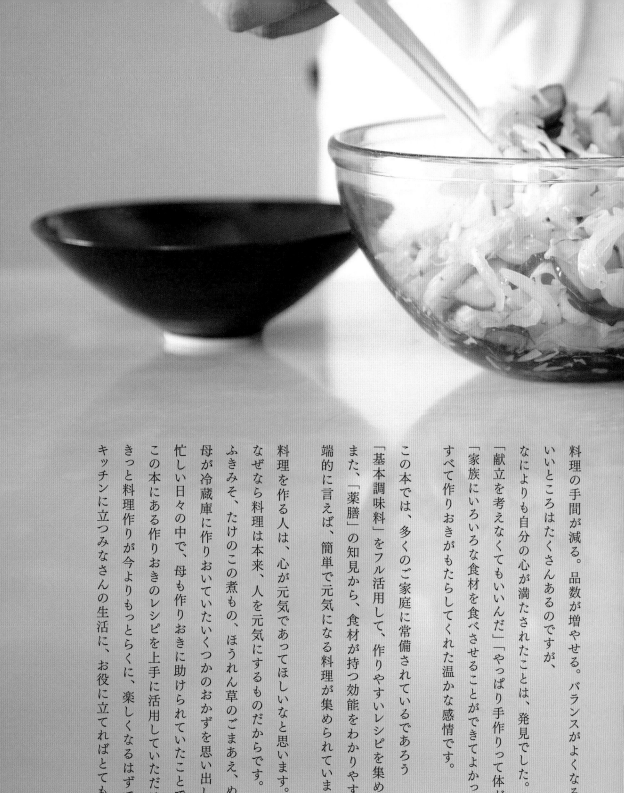

料理の手間が減る。品数が増やせる。バランスがよくなる。
いいところはたくさんあるのですが、
なによりも自分の心が満たされたことは、発見でした。
「献立を考えなくてもいいんだ」「やっぱり手作りって体が落ち着くなぁ」
「家族にいろいろな食材を食べさせることができてよかった」
すべて作りおきがもたらしてくれた温かな感情です。

この本では、多くのご家庭に常備されているであろう
「基本調味料」をフル活用して、作りやすいレシピを集めました。
また、「薬膳」の知見から、食材が持つ効能をわかりやすく解説しています。
端的に言えば、簡単で元気になる料理が集められています。

料理を作る人は、心が元気であってほしいなと思います。
なぜなら料理は本来、人を元気にするものだからです。
ふきみそ、たけのこの煮もの、ほうれん草のごまあえ、ぬか漬け……
母が冷蔵庫に作りおいていたいくつかのおかずを思い出します。
忙しい日々の中で、母も作りおきに助けられていたことでしょう。
この本にある作りおきのレシピを上手に活用していただければ、
きっと料理作りが今よりもっとらくに、楽しくなるはずです。
キッチンに立つみなさんの生活に、お役に立てればとてもうれしいです。

齋藤菜々子

もくじ

酢の作りおき

column

① ご飯のおとも

② 作りおきスープ

③ あると便利な冷凍ご飯

④ 砂糖の甘い作りおき

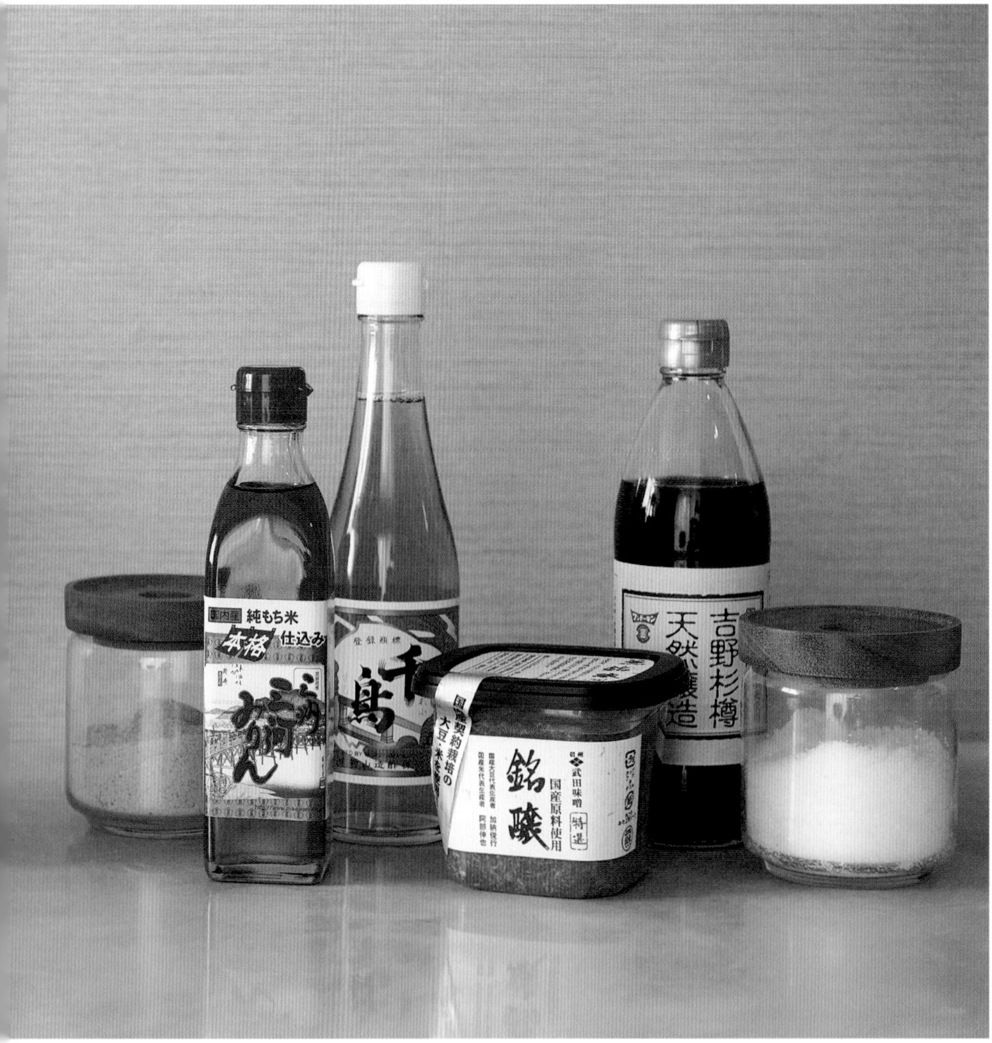

この本の「基本調味料」について

この本では多くの家庭で常備しているであろう、これら8種の調味料を「基本調味料」としています。どのレシピでも、ここに食材のうまみや、ちょっとした辛みを加えるだけで、さまざまな味わいを生み出すことができます。とりたてて高価なものを使う必要はなく、いつも使っているもので構いません。

◎塩

ミネラルやうまみを多く含む**粗塩**を使用。さらさらの精製塩を使う場合、レシピにある量だと塩辛くなりやすいので量を控えめにして味をみながら調節してください。

◎しょうゆ

濃口しょうゆであれば普段使っている好みのもので構いません。

◎みそ

塩分12％前後の**信州みそ**を使用しています。好みのもので構いませんが、商品によって風味や塩分が変わるので、味をみて量を調節しましょう。

［ 基本調味料で作るから… ］

① すぐに作れる！

特別な調味料は必要ないので、いま家にあるものでぱぱっと作れます。しかもその組み合わせは無限大。決まった調味料でも、さまざまな味を生み出すことができ、飽きることがありません。

② ヘルシー！

調味料は最小限しか使っていません。一から自分で作るので、塩分も糖分も調整可能です。自分の健康状態や好みに合わせてカスタマイズしてください。おなじみの調味料で作ったものですから中身も安心です。

③ 経済的！

調味料も食材も、特に高級なものを使う必要はありません。旬のお得でおいしい食材を多めに買って、まとめて調理し、作りおきしておけば、とても経済的です。スーパーでお総菜を買い足す必要もなくなります。

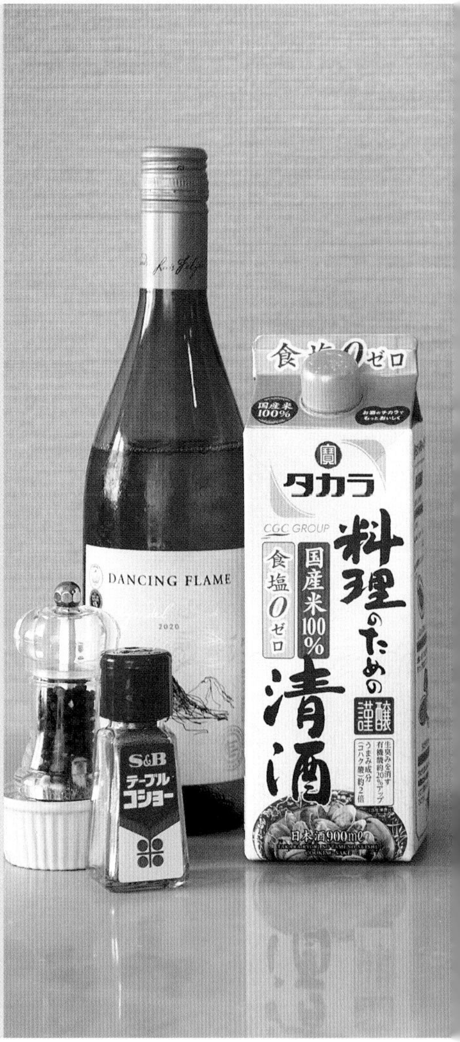

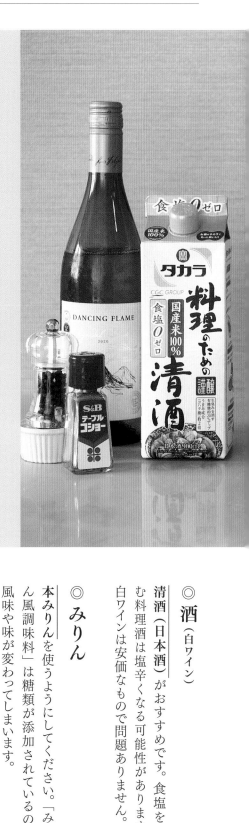

◎酒（白ワイン）

清酒（日本酒）がおすすめです。食塩を含む料理酒は塩辛くなる可能性があります。白ワインは安価なもので問題ありません。

◎みりん

本みりんを使うようにしてください。「みりん風調味料」は糖類が添加されているので風味や味が変わってしまいます。

◎酢

まろやかな酸味で、和食に重宝される**米酢**を使用。よりすっきりとさせたい場合は、穀物酢を使用しても問題ありません。

◎砂糖

風味とこくのある**きび砂糖**を使用しました。上白糖でも構いませんが、甘みがやや強く出ます。

◎こしょう

香りを全体に行き渡らせたいときは粉状のこしょう、香りをアクセントに使いたいときは粗びき黒こしょうを使用しています。

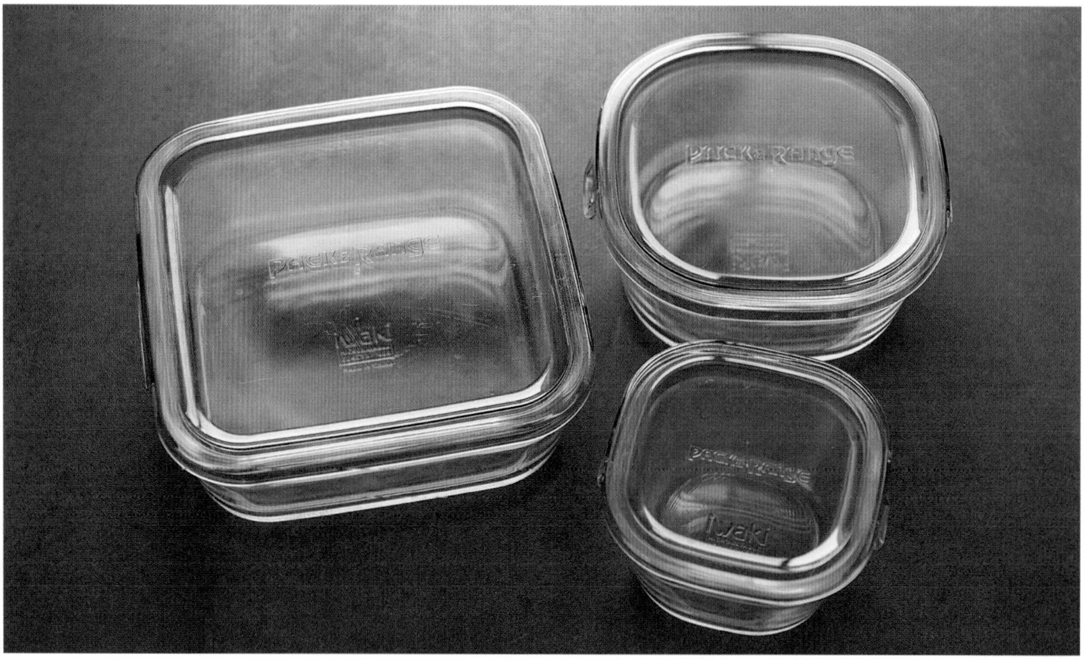

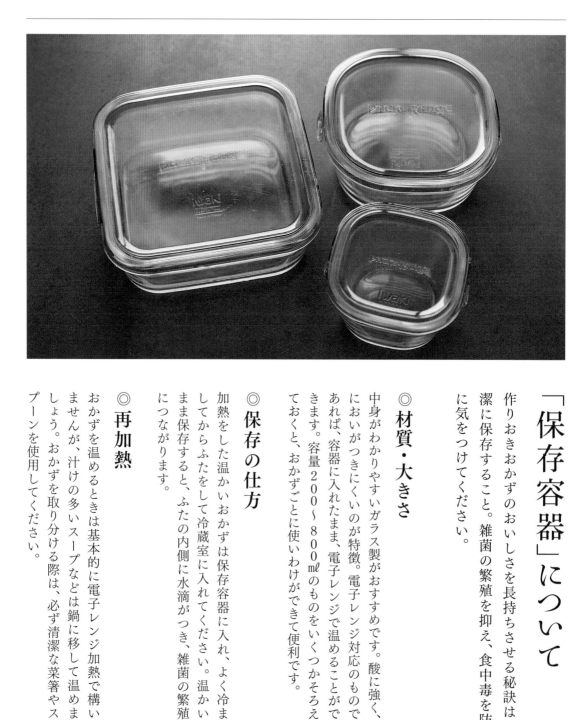

「保存容器」について

作りおきおかずのおいしさを長持ちさせる秘訣は、適した容器で、清潔に保存すること。雑菌の繁殖を抑え、食中毒を防ぐためにも、十分に気をつけてください。

◎材質・大きさ

中身がわかりやすいガラス製がおすすめです。酸に強く、においがつきにくいのが特徴。電子レンジ対応のものであれば、容器に入れたまま、電子レンジで温めることができます。容量200～800㎖のものをいくつかそろえておくと、おかずごとに使いわけができて便利です。

◎保存の仕方

加熱をした温かいおかずは保存容器に入れ、よく冷ましてからふたをして冷蔵室に入れてください。温かいまま保存すると、ふたの内側に水滴がつき、雑菌の繁殖につながります。

◎再加熱

おかずを温めるときは基本的に電子レンジ加熱で構いませんが、汁けの多いスープなどは鍋に移して温めましょう。おかずを取り分ける際は、必ず清潔な菜箸やスプーンを使用してください。

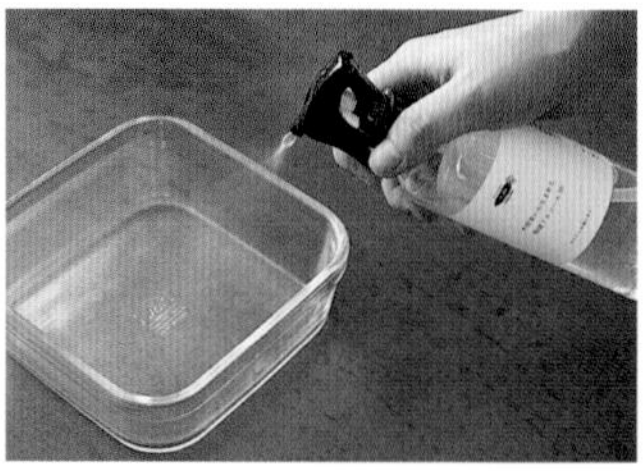

保存容器が汚れていたり、水けが残っていたりすると、雑菌が繁殖する原因になります。煮沸消毒をする必要はありませんが、中性洗剤でよく洗い、食品対応の除菌用アルコールをふきかけて少しおき、ペーパータオルでさっと拭いてから使用するとよいでしょう。

「だし」について

・材料表に「だし汁」と書いてある場合は、昆布と削り節でとった合わせだしを使っています。昆布は利尻昆布や日高昆布など、だし用昆布であればお手持ちのもので大丈夫。削り節は、細かく削ってある小分けパックのものではなく、大きく薄く削ってあるものを使ってください。市販のだしの素を使っても構いません。

・中華系の炒めものやスープには、化学調味料不使用の鶏がらスープの素（顆粒）を使用しています。好みの味のものをお使いください。

・洋風のものは洋風スープの素（顆粒）を使用しています。別名「コンソメ」。固形タイプを使う場合は、顆粒小さじ2で固形1個分が目安です。

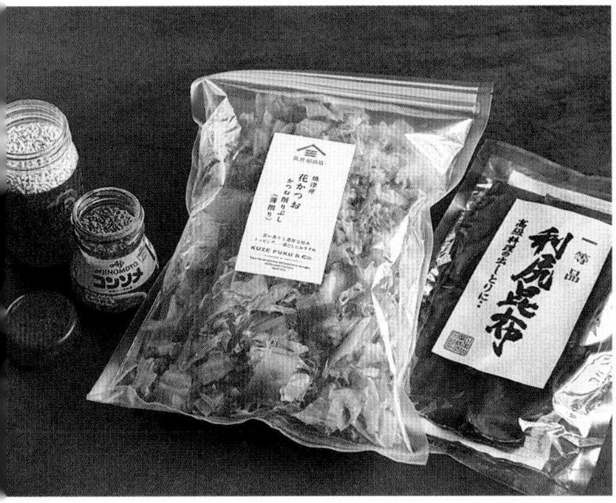

その他の食材について

・この本では基本調味料以外に赤唐辛子やラー油などの辛みをアクセントとして使用しています。辛いのが苦手な方や子どもと一緒に食べる場合は、量を少なくする、もしくは抜くなどして調節してください。

・サラダ油やオリーブオイル、ごま油などの油は、おもに具材を炒めるときに使っていますが、サラダのドレッシングやマリネ液としても使用しています。

「保存」について

・本書のレシピは基本的に冷蔵保存を前提にしています。レシピに記載してある保存期間はあくまでも目安です。環境や気候で状態が変わるので、保存期間内であっても見た目やにおいなどをよく確認してください。

・ほとんどのレシピは冷凍保存することもできます。その場合は保存容器ではなく、専用のジッパーつき保存袋に入れ、空気をしっかり抜いて保存しましょう。

この本の使い方

●材料は基本的には作りやすい分量ですが、レシピによって異なります。ご自身の都合に合わせて、半量にするなり、倍量にするなり、調節してください。量を増減させた場合は、加熱時間なども適宜調節してください。

●野菜などの分量は基本的に皮や種などを含んだものです。正味のものは、正味と記載しています。また、洗う、皮をむくなどの基本的な下準備を済ませてからの手順となっています。

●レモン等の柑橘類はポストハーベスト農薬不使用のものを使ってください。

●電子レンジは６００Wのものを使用しています。

●大さじ1は15mℓ、小さじ1は5mℓ、ひとつまみは指3本でつまんだくらいの量です。

「薬膳」について

温 体を温める

冷えた体を温めます。寒さで体が冷えたとき、冷え性の方、腹痛になりやすい方に。

【おもな食材】
鶏肉、鮭、まぐろ、えび、玉ねぎ、長ねぎ、しょうが、にんにく、青じそ、にら、かぶ、かぼちゃ、唐辛子、くるみ、もちなど

冷 熱を冷ます

熱くなった体を冷まします。味の濃い食事が多い方や吹き出ものが出やすい方に。または、ほてりやすかったり、寝つきが悪い方にも。

【おもな食材】
レタス、なす、ズッキーニ、トマト、きゅうり、白菜、緑豆春雨、わかめ、ひじき、キウイなど

力 パワー補給

疲れやすかったり、だるくてやる気が出ない方、病気になりやすい方に。食後の眠気が強いときや、汗がなかなか止まらない方にも。

【おもな食材】
鶏肉、豚肉、牛肉、鮭、さわら、まぐろ、豆腐、厚揚げ、じゃがいも、長いも、かぶ、まいたけ、しめじ、白米、もちなど

安 ストレス解消

怒りっぽかったり、憂鬱だったりして、精神的に不安定な方に。または、のどや胸が詰まる感じのある方、頬が引きつる方などにも。

【おもな食材】
玉ねぎ、ピーマン、パプリカ、トマト、小松菜、春菊、セロリ、大根、青じそ、パセリ、ローズマリー、オレンジなど

薬膳と聞くと生薬などを使った特別な料理を想像される方もいらっしゃるかもしれませんが、実は身近な食材で、無理なく、毎日作ることができる、手軽な料理でもあります。

薬膳の大本にあるのは中医学と呼ばれるもの。中国で培われてきた古い歴史を持つ医学です。その考え方はとてもシンプル。「そのときの自分の体に合うものを食べること」。

薬膳は病気の治療食としてだけでなく、健康な人が病気にならないための予防医学としての役割もあります。食事を通してセルフケアをするイメージです。食材が持つ効能によって、暑いときは冷まし、冷えているときは温め、たりないときは補い、過剰なときは排出する。バランスをとることを心がけてくだされば、大丈夫です。

今回は日本人によくみられる体質に合わせ、食材が持つ薬膳の効能を基

水 水分代謝

むくみやすい方に。食後の眠気が強い方、よくめまいがする方、下半身が冷える方にも。

【おもな食材】
きゅうり、レタス、キャベツ、なす、大根、白菜、豆もやし、緑豆春雨、里いも、えのきたけ、わかめなど

潤 体を潤す

肌や口、のどが乾燥しやすく、たんやせきが出る方に。風邪をひきやすい方、便秘がちな方にも。

【おもな食材】
豚肉、いか、卵、豆腐、ヨーグルト、きゅうり、ズッキーニ、トマト、れんこん、長いも、オクラ、ほうれん草、春菊、エリンギ、梅干し、キウイ、レモン、ごまなど

本の6つとその他に分けました。多くの人がお悩みの症状をピックアップし、それらに対応する食材も記載しています。

食材はさまざまな効能を持ち合わせていますが、薬膳を気軽に取り入れてもらおうと、本書ではレシピのポイントとなる材料に上記のような効能マークを入れました。ぜひ参考にしてみてください。

その他にも

マーク	効能	こんな人・症状に	おもな食材
免	免疫力アップ	風邪をひきやすい	長ねぎ、しょうが、青じそなど
齢	アンチエイジング	老化現象全般（骨や髪、肌などの老化、足腰の弱まりなど）	豚肉、えび、ブロッコリー、にらなど
腸	便秘解消	便秘	ヨーグルト、白菜、小松菜、オクラ、ごぼう、しめじ、まいたけ、えのきたけなど
消	消化を助ける	胃もたれ、胸やけ、食欲不振、食後の眠気が強い	かぶ、にんじん、じゃがいも、里いも、玉ねぎ、長ねぎ、キャベツ、大根、トマト、なす、白菜、オレンジ、白米など
血	血を作る	貧血、肌のくすみ、めまい、動悸、不眠、爪が弱い、朝方足がつる、精神不安、月経不順	牛肉、いか、鮭、さば、ツナ、卵、にんじん、ほうれん草、しめじ、ひじきなど
流	血流をよくする	目の下にくまが出やすい、顔色が黒っぽい、思考力の低下、月経痛が重く血のかたまりが出る	さば、玉ねぎ、にら、なす、パセリなど

塩
の作りおき

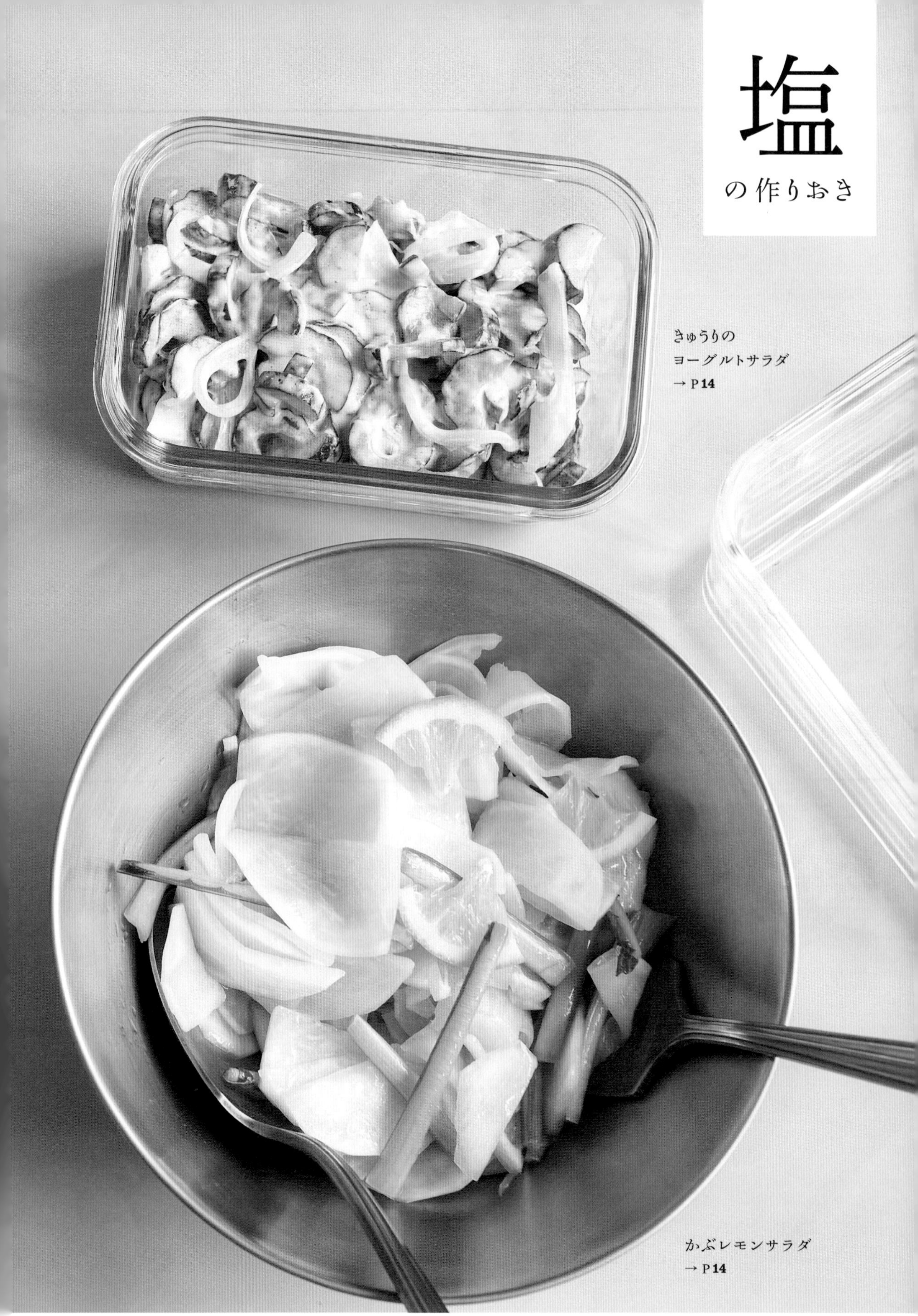

きゅうりの
ヨーグルトサラダ
→ P14

かぶレモンサラダ
→ P14

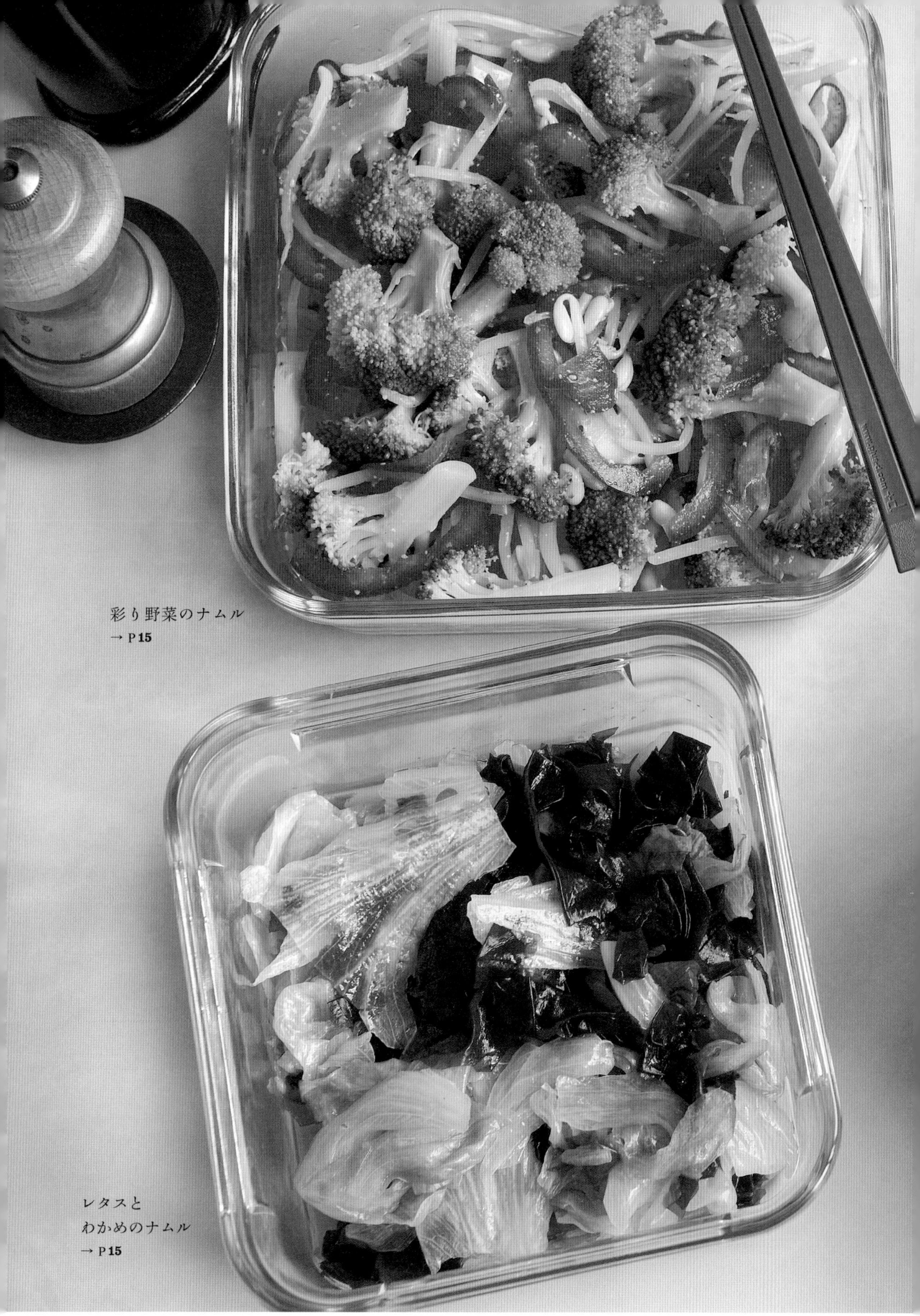

彩り野菜のナムル
→ **P15**

レタスと
わかめのナムル
→ **P15**

きゅうりのヨーグルトサラダ

体に潤いを与えてくれるサラダです。冬場の乾燥や、夏場の水分補給にも。

冷蔵保存**2～3**日

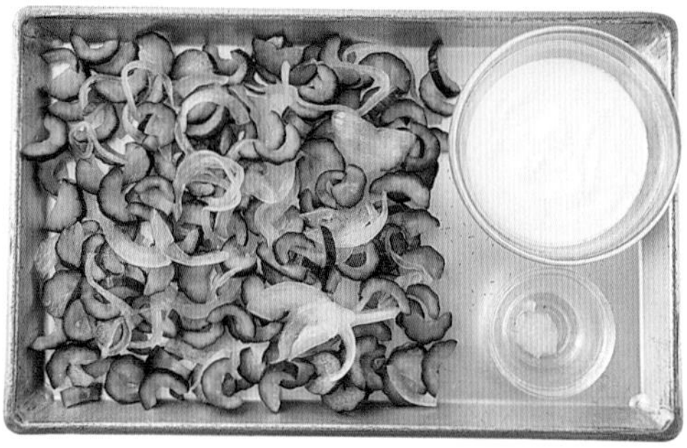

[材料と下準備] 2～3人分

A きゅうり … 2本 水 潤
▶縦半分に切ってスプーンで種を除き、幅5mmに切る
玉ねぎ … 1/4個
▶薄切りにする
▶合わせてボウルに入れ、塩ふたつまみをふってもみ、10分ほどおいて水けをよく絞る

プレーンヨーグルト（無糖）… 80g 潤 腸
にんにく（すりおろし）… 少々
オリーブオイル … 小さじ1
塩 … 小さじ1/4

1 ボウルにすべての材料を入れて混ぜる。

きゅうりの種を除き、水けをしっかり絞ることで、傷んだり、味がぼやけるのを防ぎます。

かぶレモンサラダ

かぶを生でまるごといただきます。レモンの酸味でさっぱりと。

冷蔵保存**2～3**日

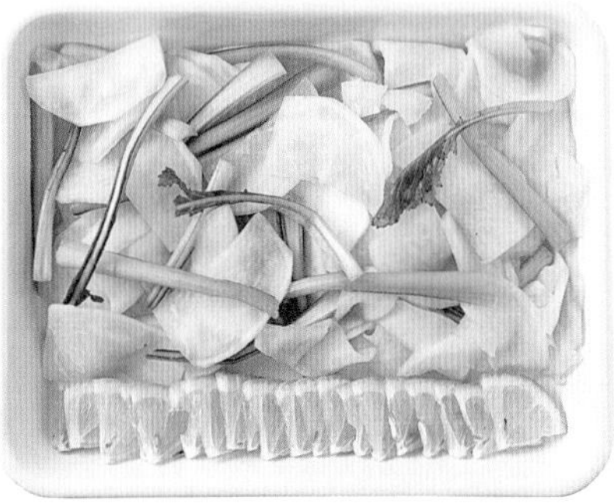

[材料と下準備] 2～3人分

A かぶ … 2個（200g） 力 消
▶薄い半月切りにする
かぶの葉 … 40g
▶長さ5cmに切る
▶合わせてボウルに入れ、塩ふたつまみをふってもみ、10分ほどおいて水けをよく絞る

レモン … 1/2個 潤
▶薄いいちょう切りにする
オリーブオイル … 大さじ1
塩 … 小さじ1/4

1 ボウルにすべての材料を入れて混ぜる。

かぶは消化を助けてくれる食材。食欲がないときや食後の眠気が強いときにおすすめです。

彩り野菜のナムル

さまざまな野菜で作ることができます。
旬のおいしさを味わってください。

冷蔵保存3～4日

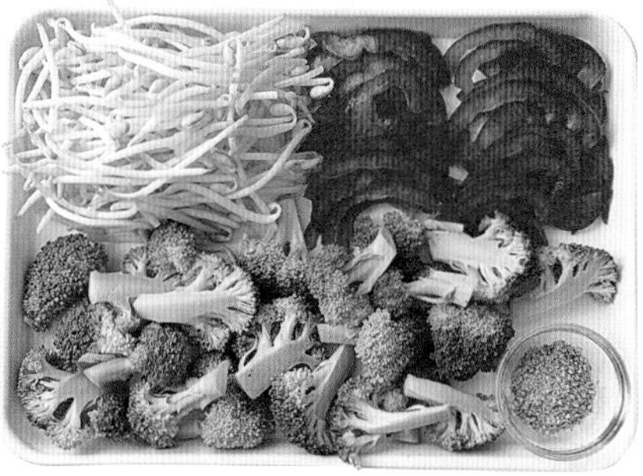

[材料と下準備] 2～3人分

ブロッコリー … 1/2株(150g) [齢]
▶小さめの小房に分ける

豆もやし … 1/2袋(100g) [水]
▶好みでひげ根を取る

パプリカ(赤) … 1/2個
▶縦半分に切ってから斜め薄切りにする

A すりごま(白) … 大さじ1/2
ごま油 … 大さじ1
塩 … 小さじ1/4

1 鍋に湯を沸かして塩適量(分量外)を入れ、ブロッコリーを30秒ほどゆでる。豆もやしを加え、さらに1分ほどゆでて一緒にざるに上げ、水けをきって冷ます。

2 ボウルに1、パプリカ、Aを入れて混ぜる。

アンチエイジングを強化したいときは、すりごま(黒)で作ってもOK。

レタスとわかめのナムル

食感のコントラストが絶妙！
水けをしっかりきるのがこつです。

冷蔵保存2～3日

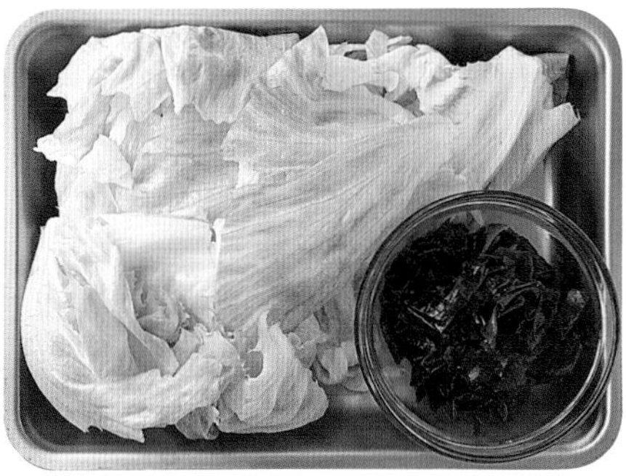

[材料と下準備] 2～3人分

レタス … 1/2個(250g) [冷] [水]
▶大きめにちぎる

わかめ(塩蔵) … 30g [冷] [水]
▶さっと洗って塩を落とし、たっぷりの水に10分ほどつけて戻し、水けを絞って食べやすい大きさに切る

A ごま油 … 大さじ1/2
塩 … ふたつまみ

1 鍋に湯を沸かし、ごま油小さじ1と塩小さじ1/2(ともに分量外)を入れて火を止め、レタスを湯通しする。冷水に取って冷まし、水けをよく絞って食べやすい大きさに切る。

2 ボウルにレタスとわかめを入れて混ぜ、Aを加えてさらに混ぜる。

冷凍保存はできません。スープにアレンジしても美味。鍋に「レタスとわかめのナムル」1/2量、水400㎖、鶏がらスープの素(顆粒)小さじ1/2、塩小さじ1/4、粗びき黒こしょう適量を入れて温めるだけ。[2人分]

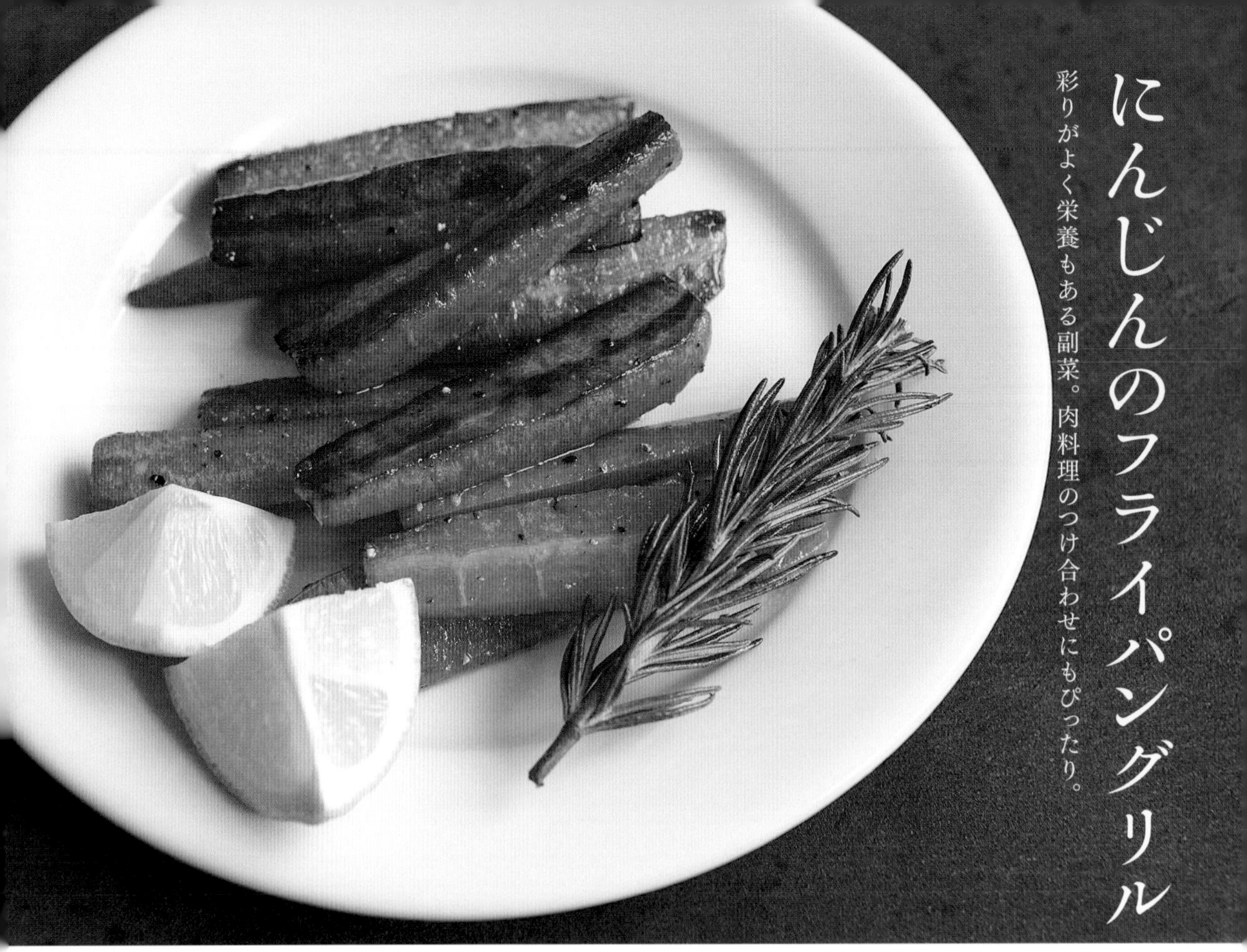

にんじんのフライパングリル

彩りがよく栄養もある副菜。肉料理のつけ合わせにもぴったり。

冷蔵保存**3〜4**日

[材料と下準備] 2〜3人分

にんじん … 2本(320g) 消 血
▶長さを半分に切り、上半分は8つ割り、下半分は4つ割りにする

ローズマリー … 2本 安

A 塩 … 小さじ1/4
　粗びき黒こしょう … 適量

オリーブオイル … 大さじ1

レモン … 適量
▶4等分のくし形切りにしてから半分に切る

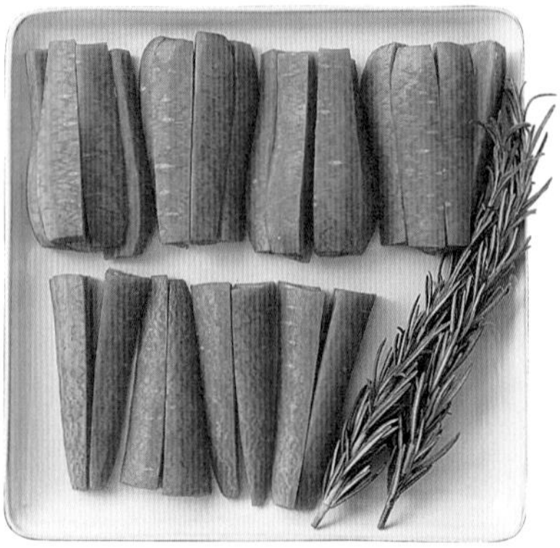

1 フライパンにオリーブオイルを弱めの中火で熱し、にんじんを炒める。全体に油が回ったらローズマリーをのせ、ふたをして6分ほど蒸し焼きにする。

2 にんじんの上下を返し、ふたをせずにさらに3〜4分焼く。**A**をふり、全体になじませる。

3 いただくときにレモンを添えて搾る。

塩
こしょう

保存する場合は**2**の段階で止めておきます。ローズマリーの代わりにタイムやセージで代用可。ポタージュにアレンジしてもおいしいです。鍋にバター10gと薄切りにした玉ねぎ1/4個分を入れて炒め、「にんじんのフライパングリル」1/2量を加え、玉ねぎがしんなりしたら水300㎖、洋風スープの素(顆粒)小さじ1/2を加えてハンディブレンダーで攪拌し、温めて、塩適量で味を調えます。[2人分]

ジャーマンポテト

食べごたえがあるので作っておくと助かる一品。子どもウケもばっちり。

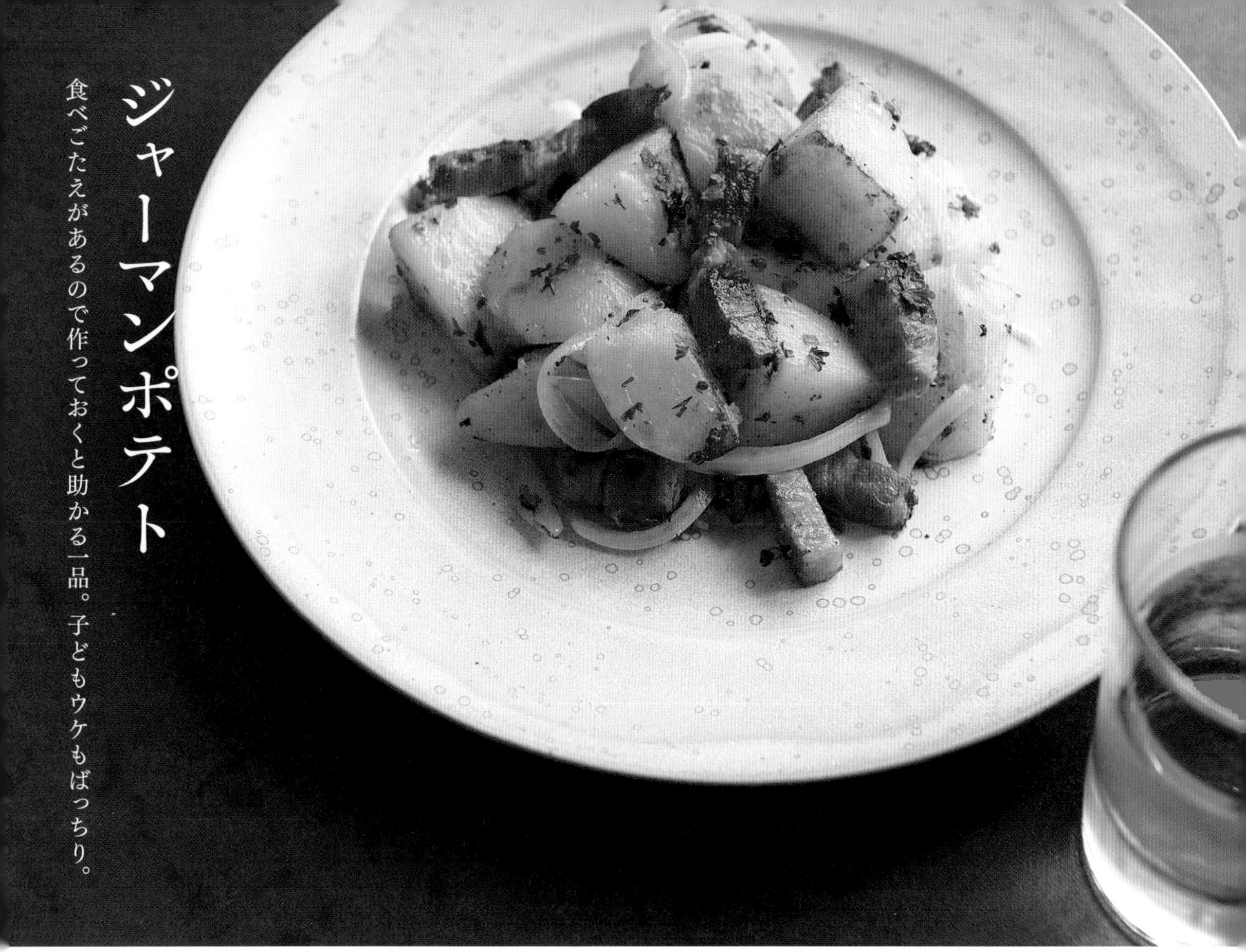

塩
白ワイン
こしょう

冷蔵保存**3～4**日

[材料と下準備] 2～3人分

じゃがいも … 2個（300g） 力 消
▶12等分に切り、水に5分ほどさらして水けをきる

玉ねぎ … 1/4個 安 消
▶薄切りにする

にんにく … 1かけ
▶みじん切りにする

ブロックベーコン … 70g
▶1cm角の棒状に切る

パセリ（みじん切り） … 大さじ1 安

オリーブオイル … 大さじ1/2

白ワイン … 大さじ2

塩 … 小さじ1/4

粗びき黒こしょう … 適量

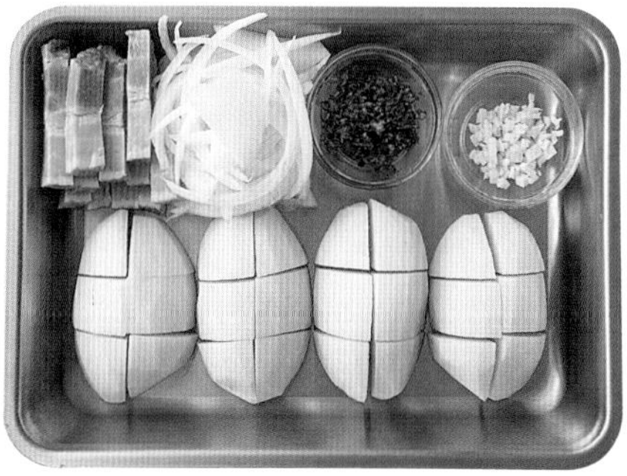

1 フライパンにオリーブオイルを中火で熱し、じゃがいも、にんにく、ベーコンを炒める。じゃがいもの表面が透き通ってきたら、白ワインをふってふたをし、途中で2～3回混ぜながら、弱めの中火で7～8分蒸し焼きにする。

2 じゃがいもがやわらかくなったらふたを取り、玉ねぎと塩を加えて中火で1分ほど炒め合わせる。パセリと粗びき黒こしょうを加えて混ぜる。

 玉ねぎやパセリのような香り高い食材は、イライラや精神不安のときに適しています。つぶしてコロッケの中身にしてもおいしいです。

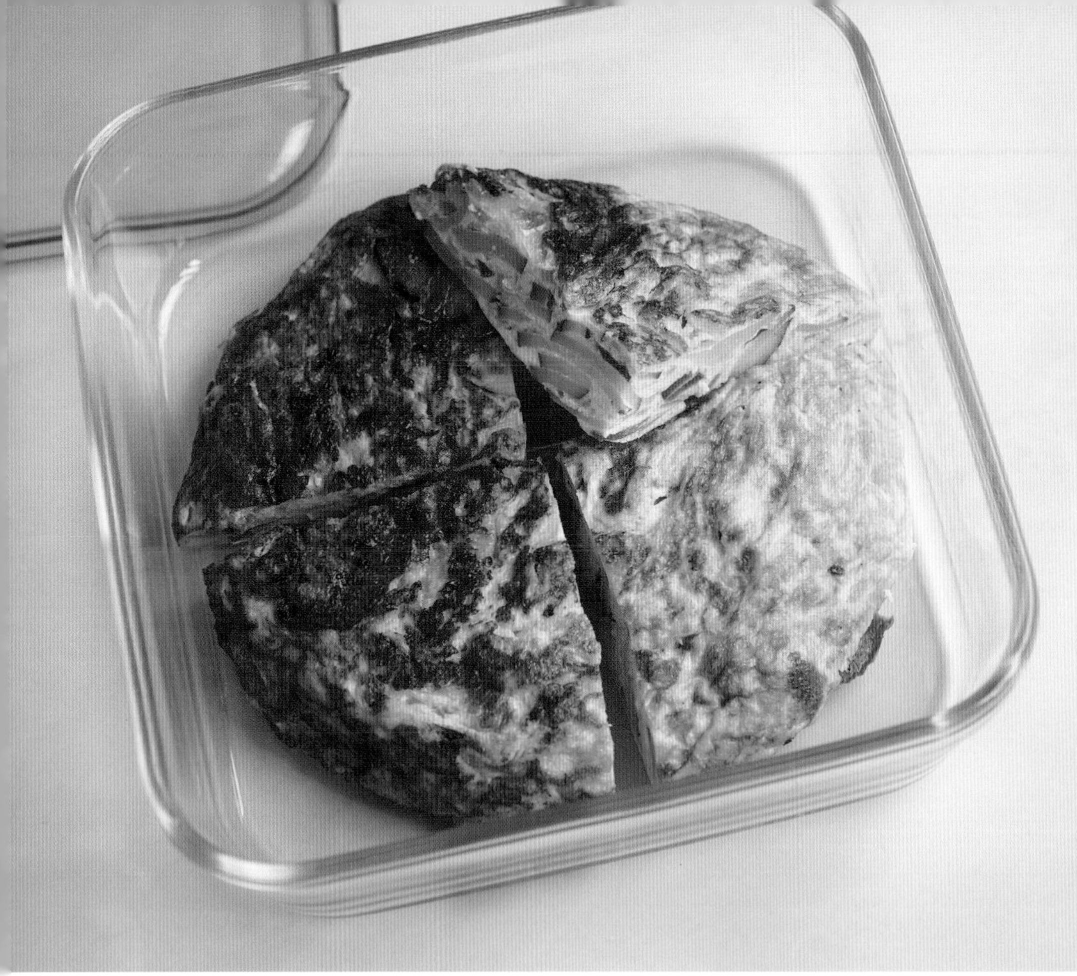

野菜のオムレツ

自然と野菜がとれます。卵焼きの代わりにお弁当に入れても。

冷蔵保存**3～4**日

[材料と下準備] 直径18㎝1枚分

ズッキーニ … 1/2本　潤
▶薄い半月切りにする

パプリカ（赤）… 1/2個
▶縦半分に切ってから斜め薄切りにする

玉ねぎ … 1/4個
▶薄切りにする

A 卵 … 3個　潤　血
　ピザ用チーズ … 30g　潤
　牛乳 … 大さじ2　潤
　塩 … 小さじ1/4
　粗びき黒こしょう … 適量
▶混ぜ合わせる

オリーブオイル … 小さじ1

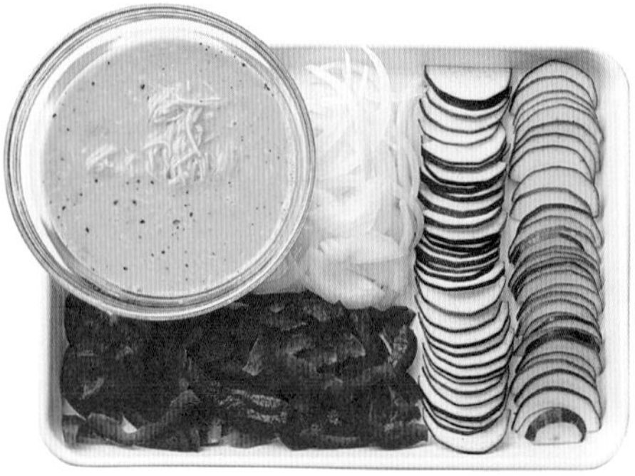

1 直径18㎝のフッ素樹脂加工のフライパンにオリーブオイルを中火で熱し、ズッキーニ、パプリカ、玉ねぎを4～5分炒める。

2 野菜がしんなりとしたらAを流し入れ、大きく混ぜる。全体がまとまり始めて卵が半熟状になったらふたをし、弱火で4分ほど蒸し焼きにする。

3 ふたを取り、フライパンよりもひと回り大きい皿をかぶせてフライパンごとひっくり返し、オムレツをすべらせるようにフライパンに戻し入れる。再びふたをして、弱火で1～2分蒸し焼きにする。

フライパンは直径18㎝以上でも作れますが、オムレツが薄くなるので加熱時間をやや短くするなど調節してください。
冷凍保存はできません。

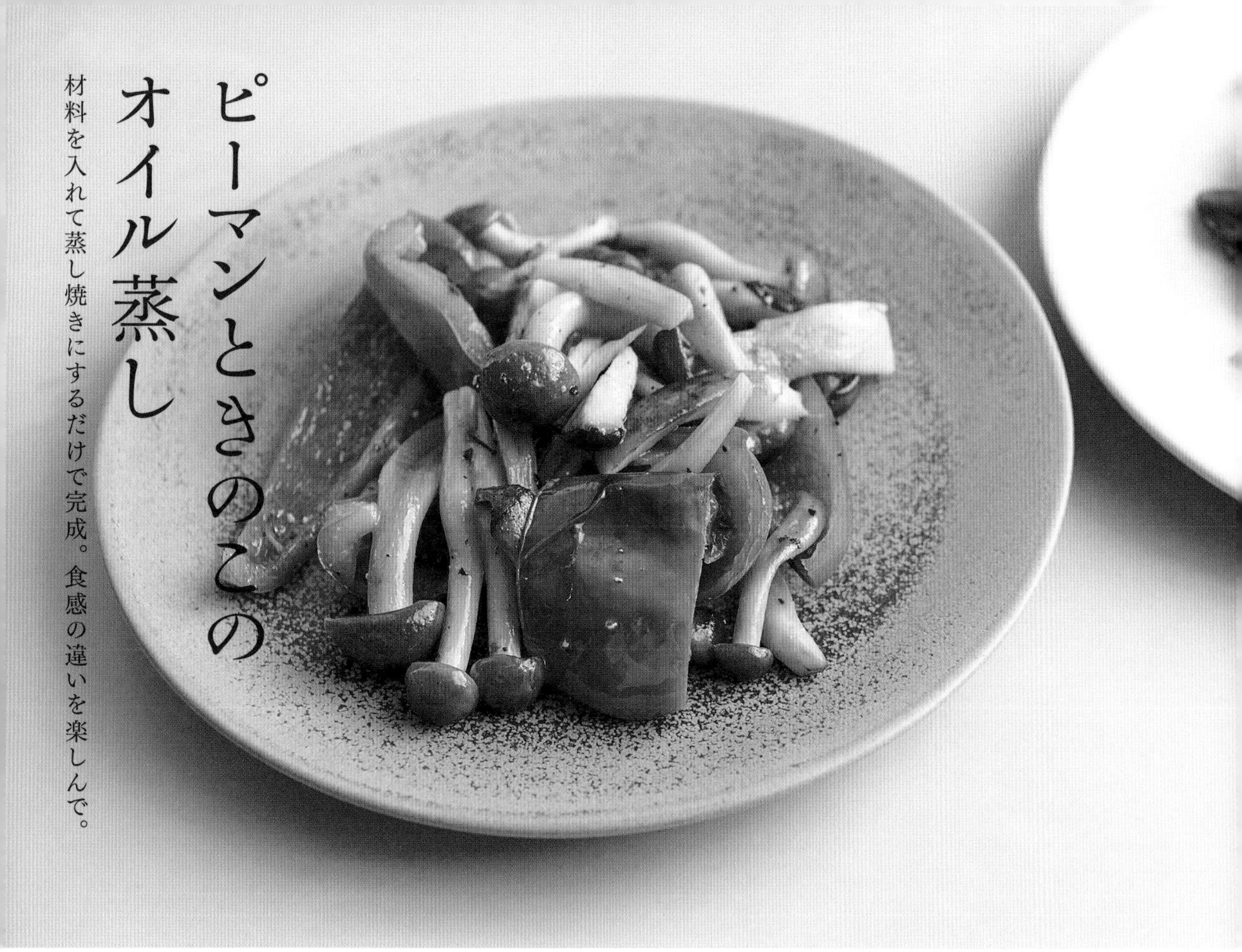

ピーマンときのこのオイル蒸し

材料を入れて蒸し焼きにするだけで完成。食感の違いを楽しんで。

塩

酒

こしょう

冷蔵保存**3〜4**日

[材料と下準備] 2〜3人分

ピーマン … 3個 安
▶縦半分に切り、さらに縦半分に切る

しめじ … 1/2パック(75g) 腸
▶石づきを取ってほぐす

エリンギ … 1本
▶長さを半分に切り、食べやすい大きさに裂く

A 酒 … 大さじ1
オリーブオイル … 大さじ1

B 塩 … ふたつまみ
粗びき黒こしょう … 適量

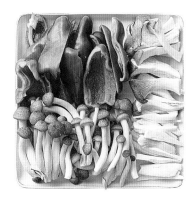

1 フライパンにピーマン、しめじ、エリンギを入れてAをふり、ふたをして弱めの中火で熱して5分ほど蒸し焼きにする。

2 全体をさっと混ぜ、再びふたをしてさらに3分ほど蒸し焼きにし、Bをふる。

しめじは腸を潤し、すべりをよくしてくれるので、大腸が乾燥しやすい秋・冬は特におすすめ。
きのこはえのきたけやまいたけで作ってもおいしいです。

れんこんのペペロンチーノ

スパイシーな味つけがおつまみにも最適。

冷蔵保存**3〜4**日

［材料と下準備］ 2〜3人分

れんこん … 大1節（250g） 潤
▶薄い半月切りにし、水にさっとさらして水けをきる

にんにく … 1かけ 温
▶みじん切りにする

赤唐辛子 … 1/2本 温
▶小口切りにする

A 塩 … ふたつまみ
　粗びき黒こしょう … 適量

オリーブオイル … 大さじ1

1 フライパンにオリーブオイルとにんにくを入れて中火で熱し、香りが立ったら、れんこんと赤唐辛子を広げ入れ、ときどき混ぜながら焼く。

2 れんこんにところどころ焼き色がついたらAを加えて混ぜる。

薬膳では、乾燥が気になるときは白い食べもの（れんこんや豆腐、白いりごま、乳製品など）がよいとされています。冷凍保存はできません。

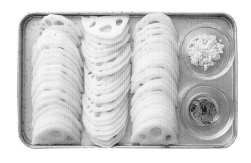

ラタトゥイユ

最後に少し水分を飛ばして、野菜の味を凝縮させるのがポイント。

冷蔵保存**3〜4**日

［材料と下準備］ 3〜4人分

玉ねぎ … 1/2個 流
▶1.5cm四方に切る

パプリカ（赤） … 1/2個
▶1.5cm四方に切る

なす … 2本 冷 流
▶1.5cm角に切る

ズッキーニ … 1本 冷 潤
▶1.5cm角に切る

トマト … 2個（300g） 冷 潤
▶1.5cm角に切る

にんにく … 1かけ
▶みじん切りにする

A ローリエ … 1枚
　塩 … 小さじ1/2
　酢 … 小さじ1/2

オリーブオイル … 大さじ2

塩 … 小さじ1/4

白ワイン … 大さじ2

粗びき黒こしょう … 適量

1 鍋にオリーブオイルとにんにくを入れて中火で熱し、香りが立ったら玉ねぎ、パプリカ、塩を加えて炒める。全体に油が回ったらふたをし、中火のまま5分ほど蒸し焼きにする。

2 なすとズッキーニを加え、同様に5分ほど蒸し焼きにする。

3 ふたを取り、白ワインを加えて鍋底の焦げをこそげ取り、トマトとAを加える。煮立ったら、ときどき鍋底を混ぜながら、ふたをせずに弱めの中火で15分ほど煮る。粗びき黒こしょうで味を調える。

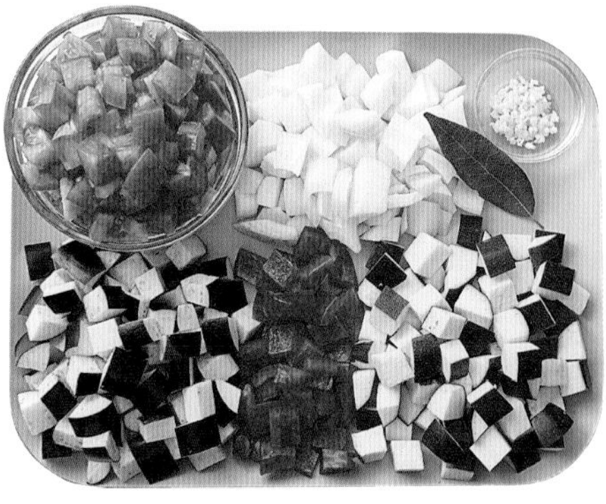

トマトはできるだけ完熟のものを選んでください。食パンにのせて、ピザ用チーズをかけてトーストしてもおいしいです。

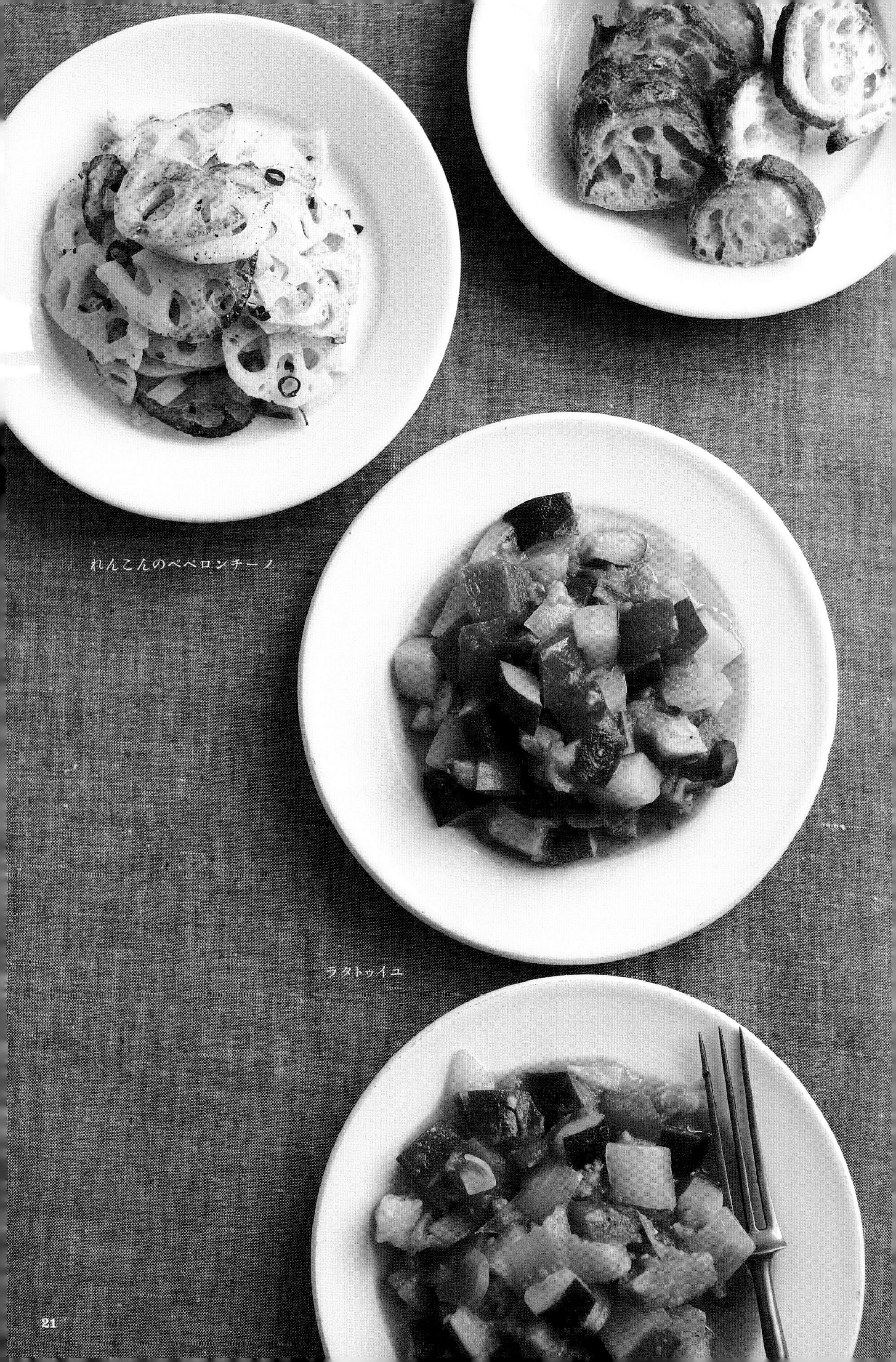

れんこんのペペロンチーノ

ラタトゥイユ

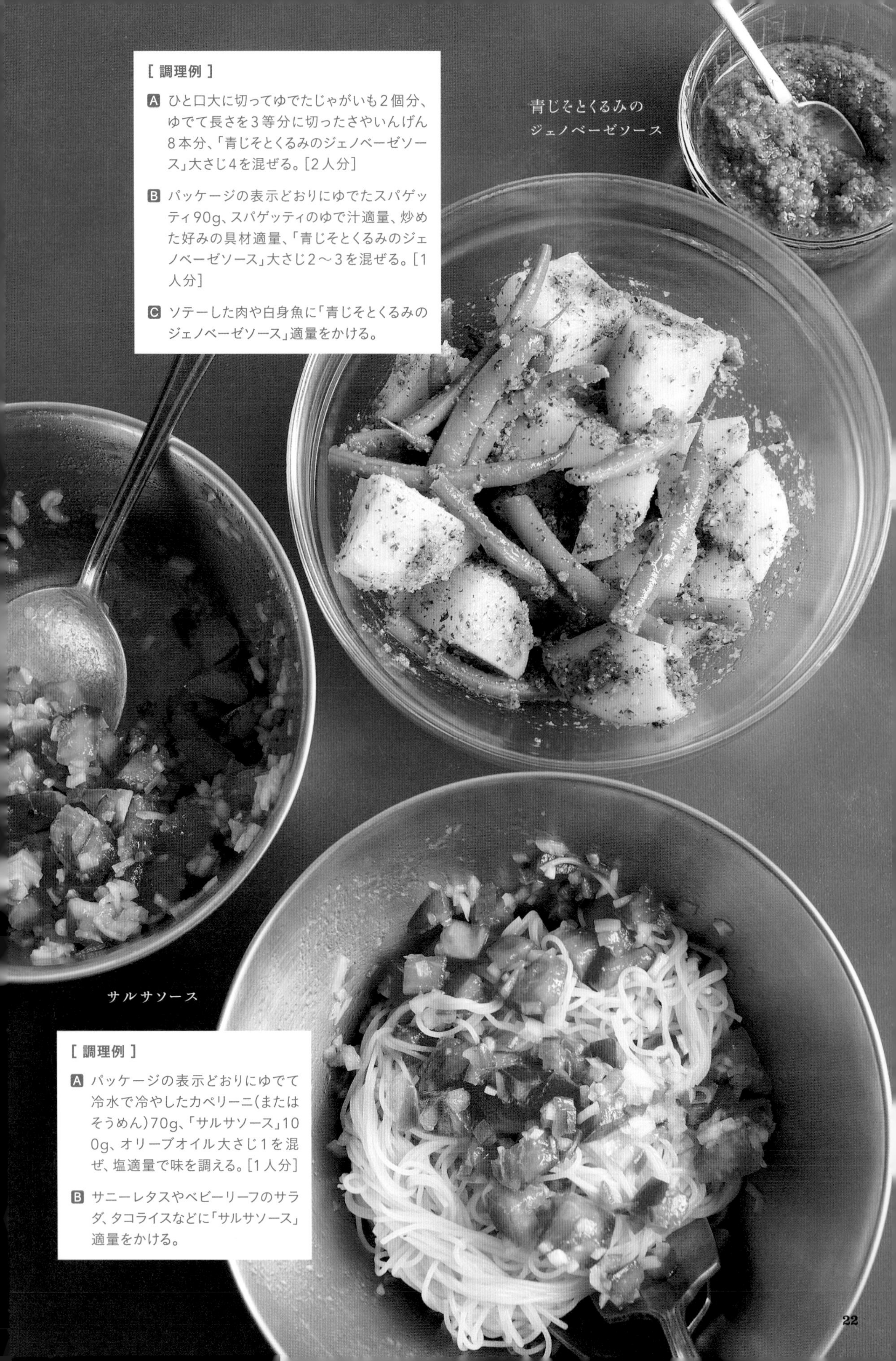

青じそとくるみの
ジェノベーゼソース

[調理例]

Ⓐ ひと口大に切ってゆでたじゃがいも2個分、ゆでて長さを3等分に切ったさやいんげん8本分、「青じそとくるみのジェノベーゼソース」大さじ4を混ぜる。[2人分]

Ⓑ パッケージの表示どおりにゆでたスパゲッティ90g、スパゲッティのゆで汁適量、炒めた好みの具材適量、「青じそとくるみのジェノベーゼソース」大さじ2～3を混ぜる。[1人分]

Ⓒ ソテーした肉や白身魚に「青じそとくるみのジェノベーゼソース」適量をかける。

サルサソース

[調理例]

Ⓐ パッケージの表示どおりにゆでて冷水で冷やしたカペリーニ(またはそうめん)70g、「サルサソース」100g、オリーブオイル大さじ1を混ぜ、塩適量で味を調える。[1人分]

Ⓑ サニーレタスやベビーリーフのサラダ、タコライスなどに「サルサソース」適量をかける。

青じそとくるみのジェノベーゼソース

さわやかな香りにくるみのうまみ。ゆで野菜やパスタによく合います。

冷蔵保存**6～7**日

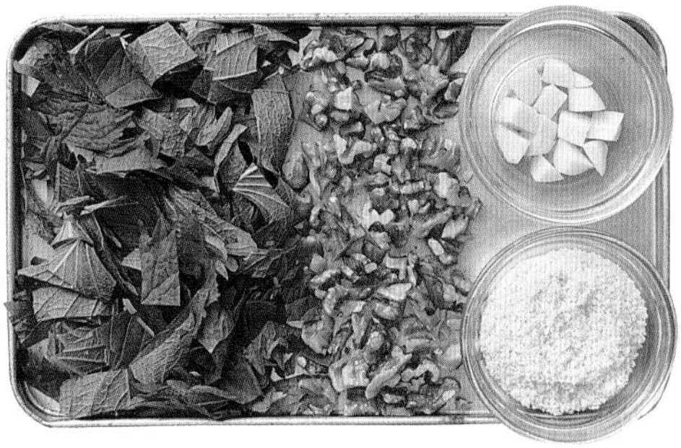

[材料と下準備] 作りやすい分量

青じそ … 10枚　温 安
▶粗く刻む

くるみ（無塩・ロースト済み）… 30g　温 齢
▶粗く刻む

にんにく … 1かけ　温
▶粗く刻む

粉チーズ … 大さじ2

塩 … 小さじ1/4

オリーブオイル … 大さじ4

1　ボウルにすべての材料を入れ、ハンディブレンダーでなめらかになるまで攪拌する。

ハンディブレンダーの代わりにミキサーやフードプロセッサーで攪拌しても構いません。

サルサソース

辛みがほどよく効いてさっぱり。パスタやサラダと合わせましょう。

冷蔵保存**2～3**日

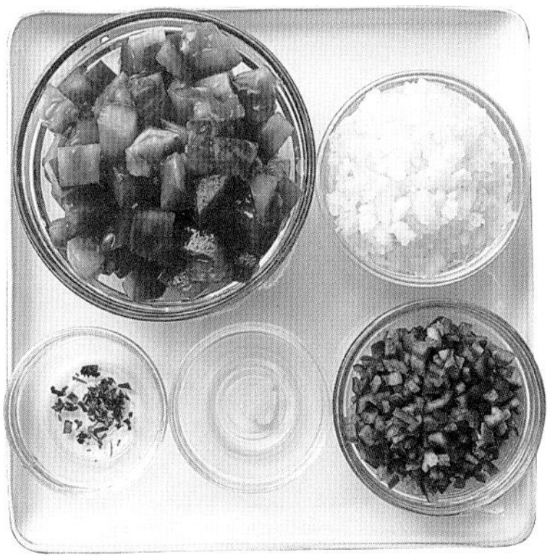

[材料と下準備] 作りやすい分量

トマト … 1個（150g）　安 潤
▶1㎝角に切る

玉ねぎ … 1/4個　安
▶みじん切りにする

ピーマン … 1個　安
▶みじん切りにする

にんにく … 少々
▶すりおろす

赤唐辛子 … 1/2本
▶細かく刻む

塩 … 小さじ1/4

粗びき黒こしょう … 適量

オリーブオイル … 大さじ1

1　ボウルにすべての材料を入れ、よく混ぜる。

火を使わず簡単に作れます。赤唐辛子とにんにくの量は好みで調節してください。

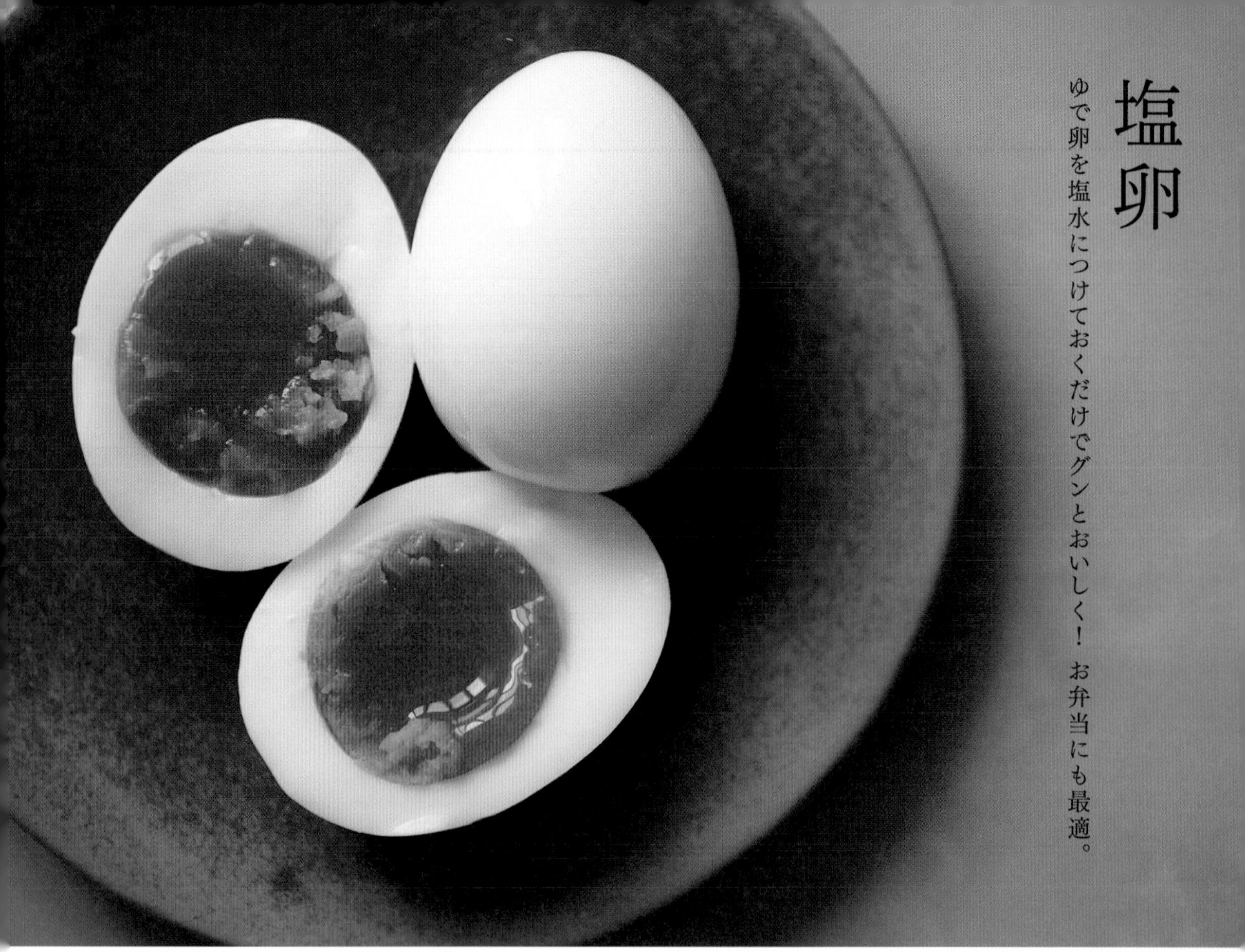

塩卵

ゆで卵を塩水につけておくだけでグンとおいしく！　お弁当にも最適。

冷蔵保存**2～3**日

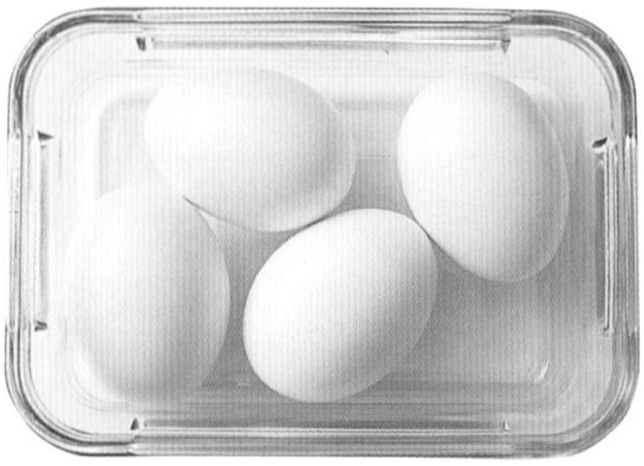

［材料と下準備］ 4個分

卵 … 4個　潤　血

A 水 … 400mℓ

　塩 … 小さじ4

1 鍋にたっぷりの湯を沸かし、冷蔵室から出したばかりの冷たい卵をやさしく入れる。ときどき転がしながら、弱めの中火で好みの加減にゆでる（半熟は8分ほど、固ゆでは12分ほどが目安）。氷水に取ってよく冷まし、殻全体に軽くひびを入れる。

2 ポリ袋に**A**を入れて混ぜ、塩が溶けたら**1**を加える。袋の口を閉じ、冷蔵室でひと晩～1日おく。

塩けが強くなるので、ひと晩～1日たったらゆで卵を塩水から取り出してください。冷凍保存はできません。

ハーブチキンソテー

皮をパリッと仕上げて。主菜になるし、サンドイッチの具などにしても。

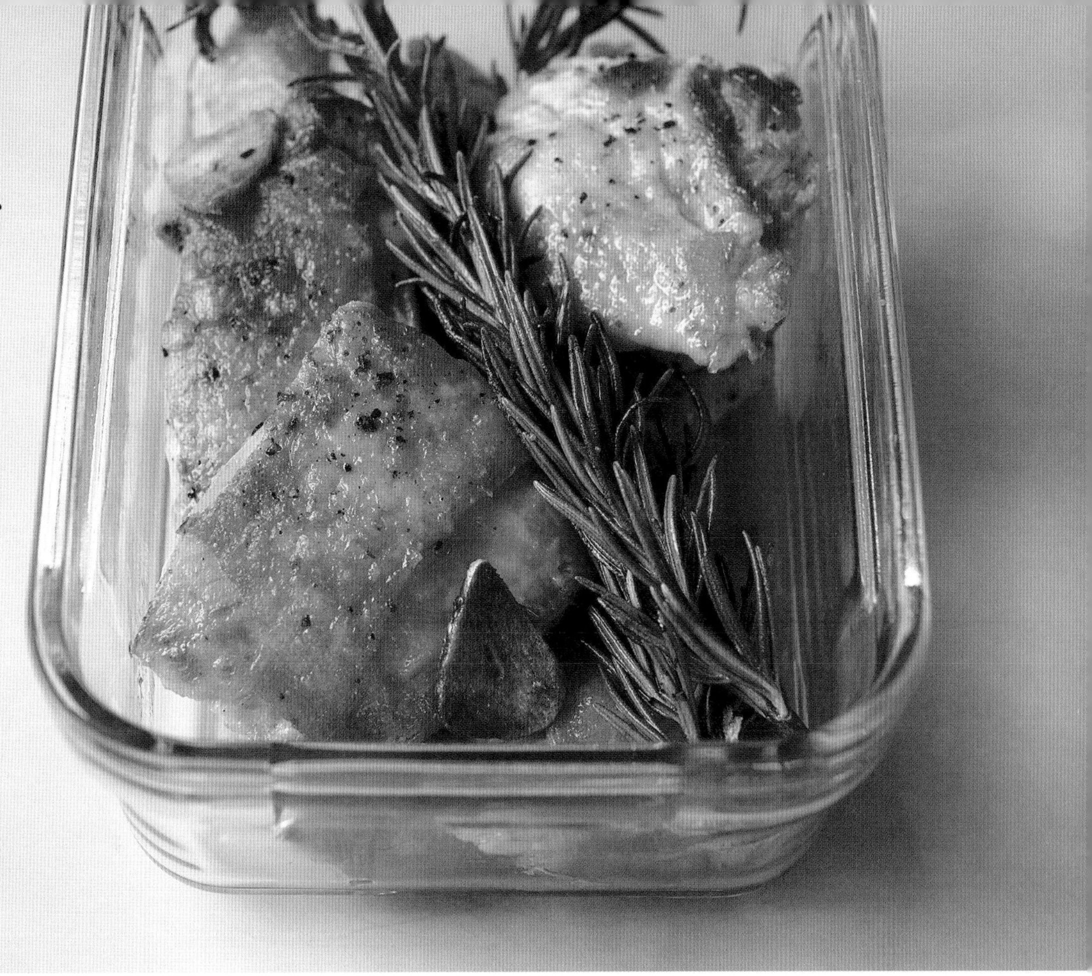

塩

こしょう

冷蔵保存**3～4**日

[材料と下準備] 2～3人分

A 鶏もも肉 … 1枚（300g） 温 カ
▶余分な脂肪を取り除き、厚みのある部分は切り込みを入れて厚みを均一にし、6等分に切る
にんにく … 1かけ 温
▶薄切りにする
ローズマリー … 2本 温 安
オリーブオイル … 大さじ2
塩 … 小さじ1/4
粗びき黒こしょう … 適量
▶ジッパーつき保存袋に入れてもみ、15分ほどおく

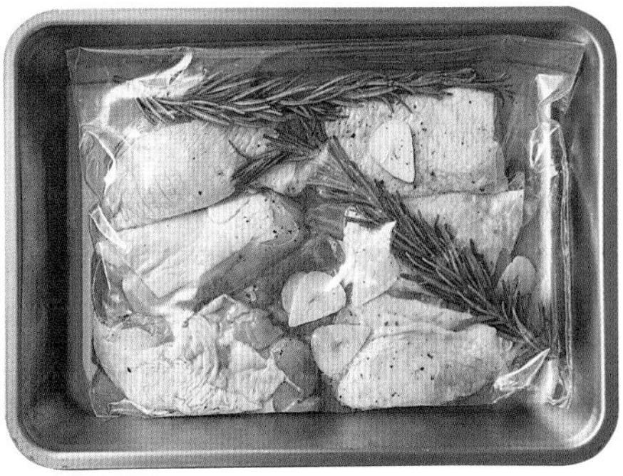

1 フライパンにAを入れ（鶏肉は皮目を下にする）、強めの中火で熱し、6～7分焼く。鶏肉に焼き色がついたら上下を返し、ふたをして中火で2分ほど蒸し焼きにする。

 鶏肉は肉の中でも体を温める食材なので冷えやすい方に。いただくときにレモンの果汁を搾ってもおいしいです。

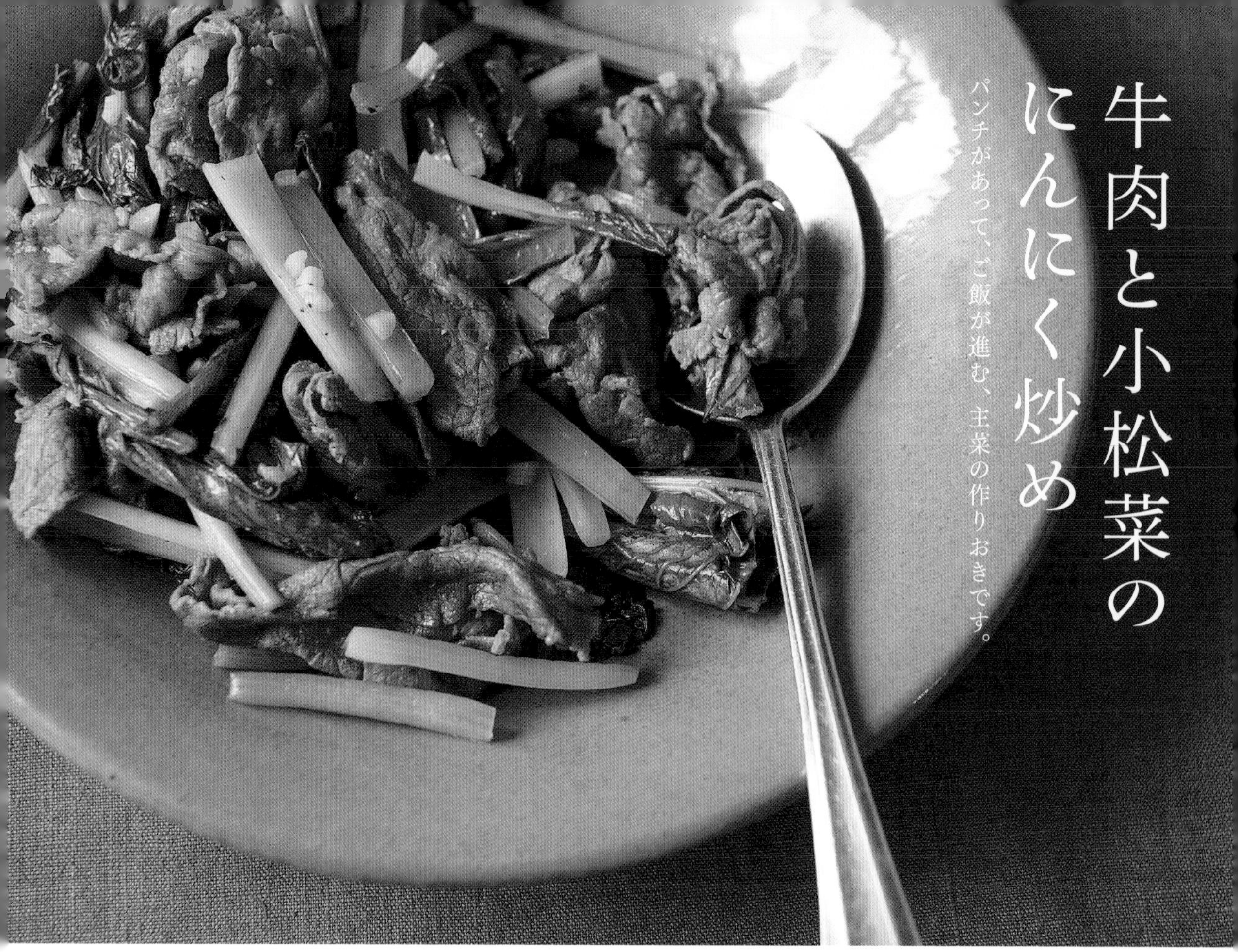

牛肉と小松菜のにんにく炒め

パンチがあって、ご飯が進む、主菜の作りおきです。

冷蔵保存**3〜4**日

［材料と下準備］ 2〜3人分

牛切り落とし肉 … 150g 力 血
▶大きい場合は食べやすい長さに切り、塩・粗びき黒こしょう各少々をふる

小松菜 … 1束（200g） 安 腸
▶長さ5㎝に切り、茎と葉に分けておく

にんにく … 1かけ
▶粗みじん切りにする

赤唐辛子 … 1/2本
▶小口切りにする

A 塩 … 小さじ1/4
　粗びき黒こしょう … 適量

ごま油 … 大さじ1/2

酒 … 大さじ1

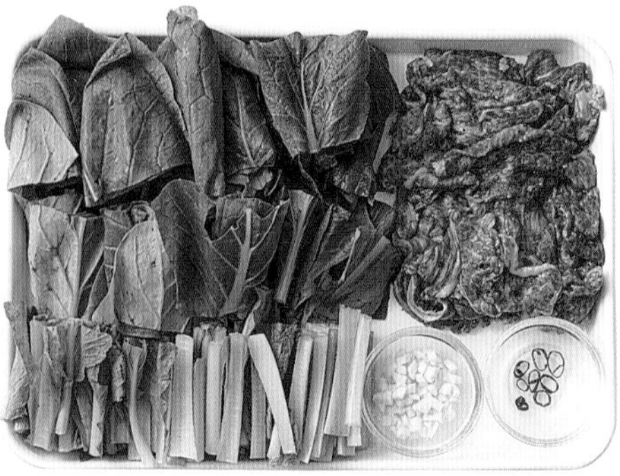

1 フライパンにごま油、にんにく、赤唐辛子を入れて中火で熱し、香りが立ったら牛肉を加えて炒める。

2 牛肉の色が変わったら酒をふり、小松菜の茎を加えて強めの中火で1分ほど炒め合わせる。小松菜の葉を加えて30秒ほど炒め合わせ、Aを加えて混ぜる。

塩
酒
こしょう

小松菜は茎、葉の順に加え、強めの中火でさっと炒めてしゃきしゃき感を残します。

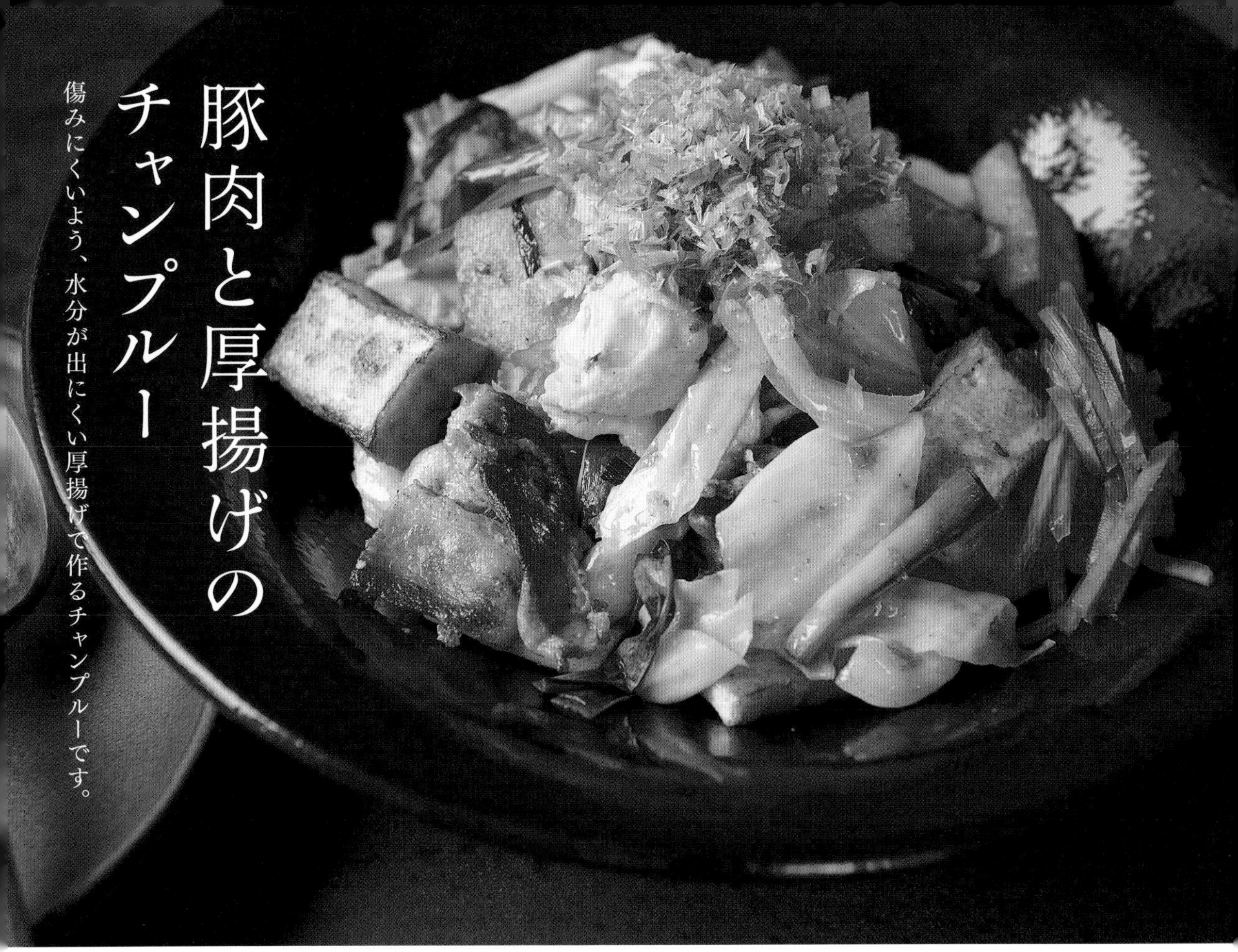

豚肉と厚揚げのチャンプルー

傷みにくいよう、水分が出にくい厚揚げで作るチャンプルーです。

塩

こしょう

冷蔵保存2～3日

[材料と下準備] 2～3人分

豚バラ薄切り肉 … 100g　カ　潤
▶長さ4cmに切る

卵 … 1個　潤
▶溶きほぐす

厚揚げ … 1枚(180g)　カ　潤
▶熱湯をかけて油抜きをし、横半分に切ってから幅1cmに切る

キャベツ … 葉2枚(100g)　消
▶ひと口大に切る

にら … 1/3束
▶長さ4cmに切る

A 削り節 … 2g
塩 … 小さじ1/4
こしょう … 適量

サラダ油 … 小さじ1

削り節、紅しょうが … 各適量

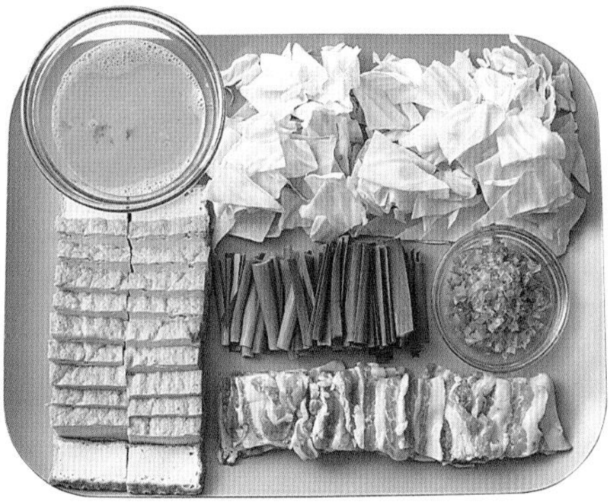

1 フライパンにサラダ油を中火で熱し、溶き卵を流し入れて大きく混ぜながら炒める。卵が半熟状になったら取り出す。

2 1のフライパンをペーパータオルでさっと拭いて強めの中火で熱し、豚肉と厚揚げを焼く。それぞれ両面に焼き色がついたら、キャベツとにらを加えて炒め合わせる。

3 キャベツがしんなりとしたらAを加えて混ぜ、卵を戻し入れてさっと炒め合わせる。

4 いただくときに削り節をふり、紅しょうがを添える。

 保存する場合は3の段階で止めておきます。冷凍保存はできません。

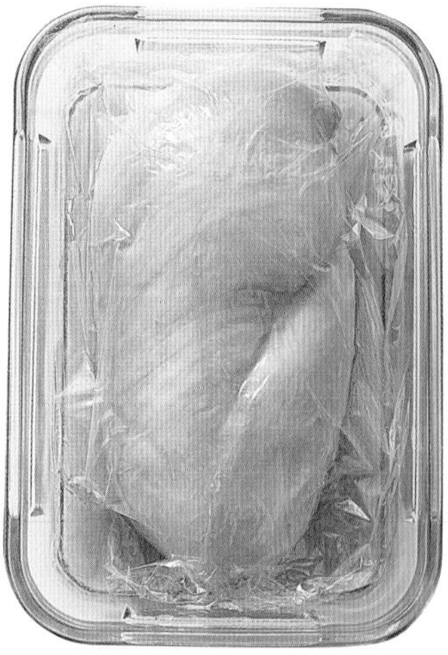

冷蔵保存**3〜4**日

サラダチキン

そのまま食べてもやわらかくておいしいけれど、麺やサラダの具材にも最適です。

＋アレンジ

［材料と下準備］ 2〜3人分

鶏胸肉 … 1枚（300g） 温 カ
▶皮があれば取り除く
酒 … 大さじ2
砂糖 … 大さじ1
オリーブオイル … 大さじ1
塩 … 小さじ1
酢 … 小さじ1

1 加熱調理対応のポリ袋にすべての材料を入れ、袋の口を閉じてもみ、冷蔵室で3時間ほどおく。

2 耐熱皿を敷いた鍋に湯を沸かし、トングなどで**1**を袋ごと持ちながら鍋肌に触れないように中火で1分ほどゆでる。火を止め、袋の上部をふたではさみ、1時間ほどおく。

3 袋を取り出して冷まし、調味料ごと保存容器に移す。表面をぴったり覆うようにラップをしてからふたをし、冷蔵室で保存する。

4 そのままいただくときは食べやすい大きさに切り、好みの野菜適量（分量外）を添える。

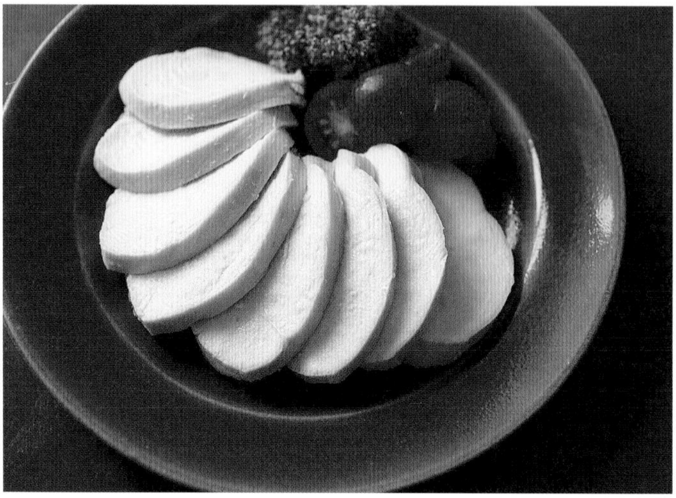

保存せずにできたてを食べても美味。ポリ袋は「アイラップ」など加熱調理に対応したものを使用してください。
鍋底は高温になり、ポリ袋がつくと破れる可能性があるので耐熱皿を敷きます。
鶏胸肉の厚さが3㎝以上ある場合は、切り込みを入れましょう。酢の代わりにレモン果汁で作っても。

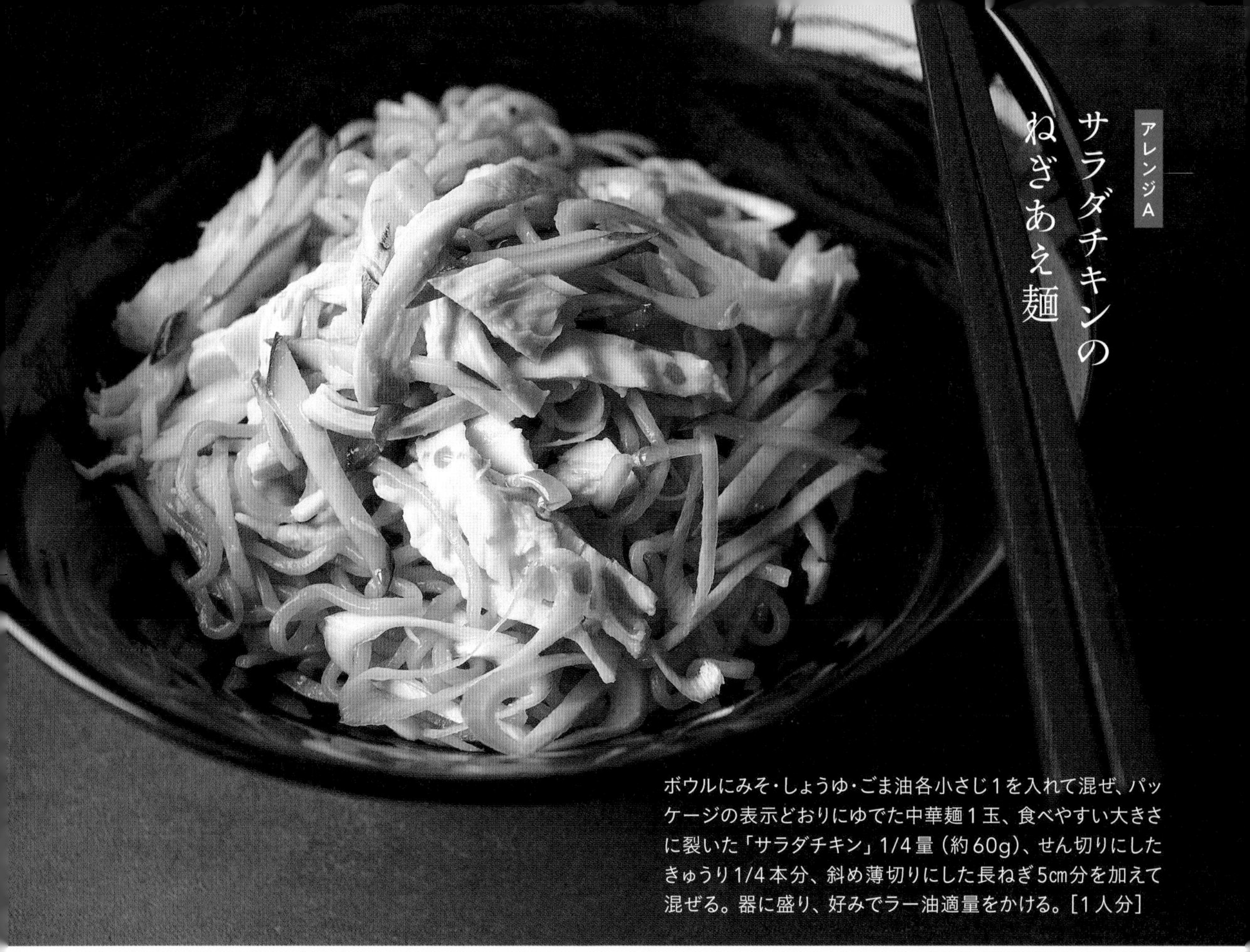

アレンジA

サラダチキンのねぎあえ麺

ボウルにみそ・しょうゆ・ごま油各小さじ１を入れて混ぜ、パッケージの表示どおりにゆでた中華麺１玉、食べやすい大きさに裂いた「サラダチキン」1/4量（約60g）、せん切りにしたきゅうり1/4本分、斜め薄切りにした長ねぎ5㎝分を加えて混ぜる。器に盛り、好みでラー油適量をかける。［1人分］

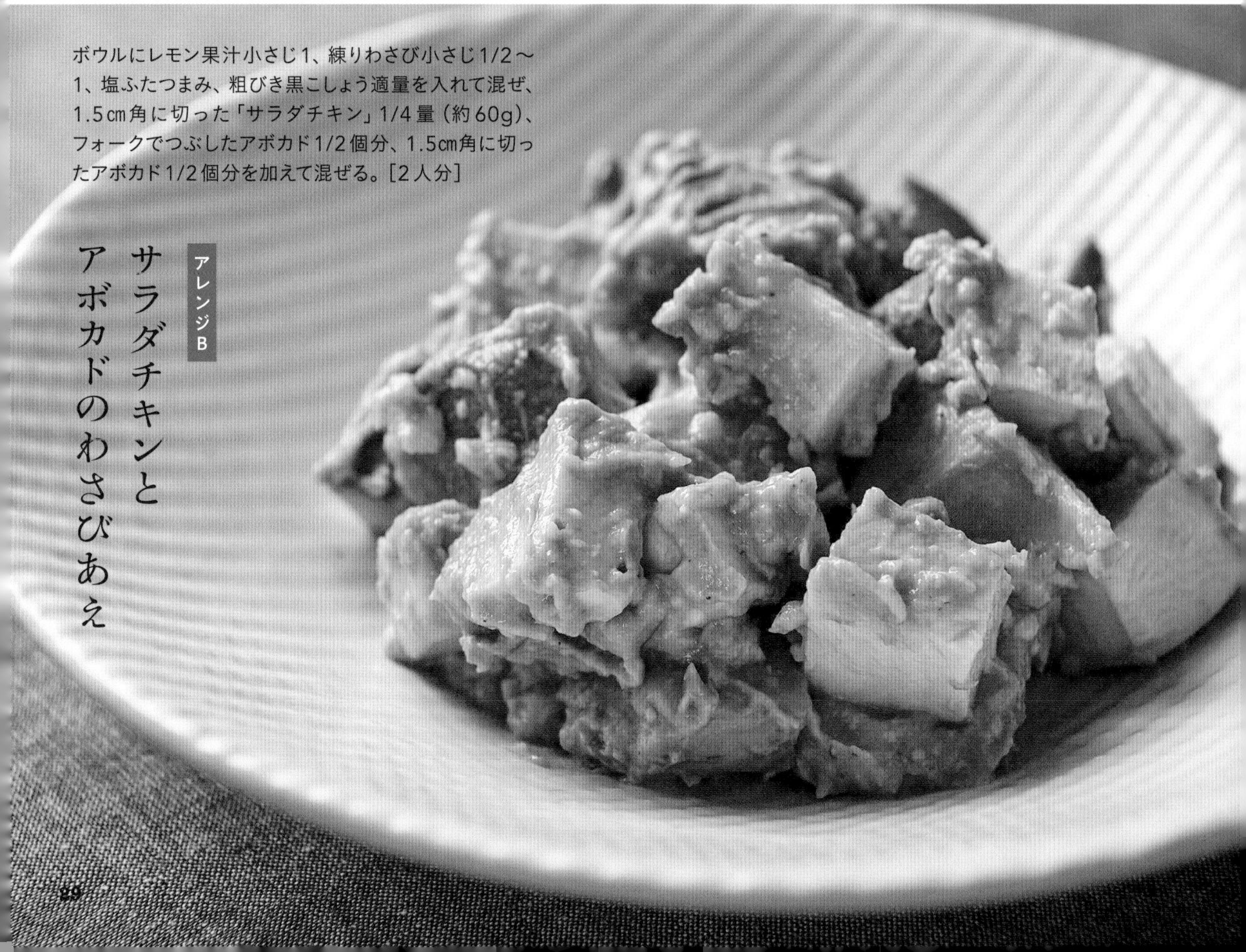

ボウルにレモン果汁小さじ1、練りわさび小さじ1/2～1、塩ふたつまみ、粗びき黒こしょう適量を入れて混ぜ、1.5㎝角に切った「サラダチキン」1/4量（約60g）、フォークでつぶしたアボカド1/2個分、1.5㎝角に切ったアボカド1/2個分を加えて混ぜる。［2人分］

アレンジB

サラダチキンとアボカドのわさびあえ

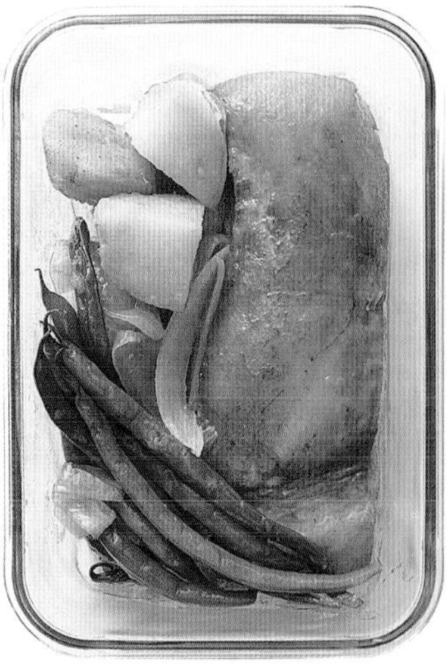

冷蔵保存3～4日

塩豚のポットロースト

野菜にも肉のうまみがしみ込んでまさに絶品！
チャーハンは脂も活用してさらにおいしく。

＋アレンジ

［材料と下準備］ 3～4人分

豚バラかたまり肉 … 500g 力 潤
▶ペーパータオルで水けを拭き、塩小さじ2を全面にすり込む。ラップでぴったりと包み、冷蔵室で1日ほどおく

さやいんげん … 10本 力 消
▶へたを落とす

じゃがいも … 1個 力 消
▶皮つきのまま4等分に切る（水にさらさない）

玉ねぎ … 1/2個 消
▶8等分のくし形切りにする

にんにく … 1かけ
▶縦半分に切り、包丁の腹を当ててつぶす

ローリエ … 2枚

オリーブオイル … 大さじ1

1 厚手の鍋にオリーブオイルとにんにくを入れて中火で熱し、にんにくが色づいてきたら取り出す。

2 1の鍋を強めの中火で熱し、豚肉を入れて、すべての面を1分30秒～2分ずつ焼く。全体に焼き色がついたら豚肉の周りにじゃがいも、玉ねぎの順に重ね入れ、豚肉の上にさやいんげん、ローリエ、にんにくをのせる。

3 ふたをして弱火で15分ほど蒸し焼きにし、豚肉の上下を返してさらに15分ほど蒸し焼きにする。火を止め、そのまま15分ほどおく。

4 保存容器に豚肉から出た脂ごと移して冷まし、ふたをして冷蔵室で保存する。

5 そのままいただくときは豚肉を食べやすい大きさに切り、粒マスタード適量（分量外）を添える。

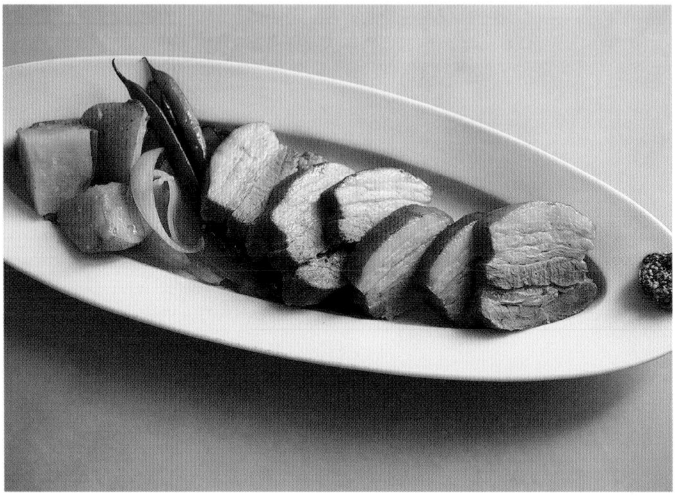

保存せずにできたてを食べても美味。塩の量は豚肉の重量の2％が目安です。
塩をすり込んだ状態で冷蔵室で4～5日保存可能。鍋は直径22㎝前後のものが調理しやすいです。

フライパンに「塩豚のポットロースト」の脂・ごま油各大さじ1/2を強めの中火で熱し、1.5㎝角に切った「塩豚のポットロースト」70g、溶き卵1個分、温かいご飯160gを手早く炒める。みじん切りにした長ねぎ10㎝分を加えて炒め合わせ、しょうゆ小さじ1を鍋肌から加え、塩・こしょう各少々で味を調える。[1人分]

アレンジA

塩豚チャーハン

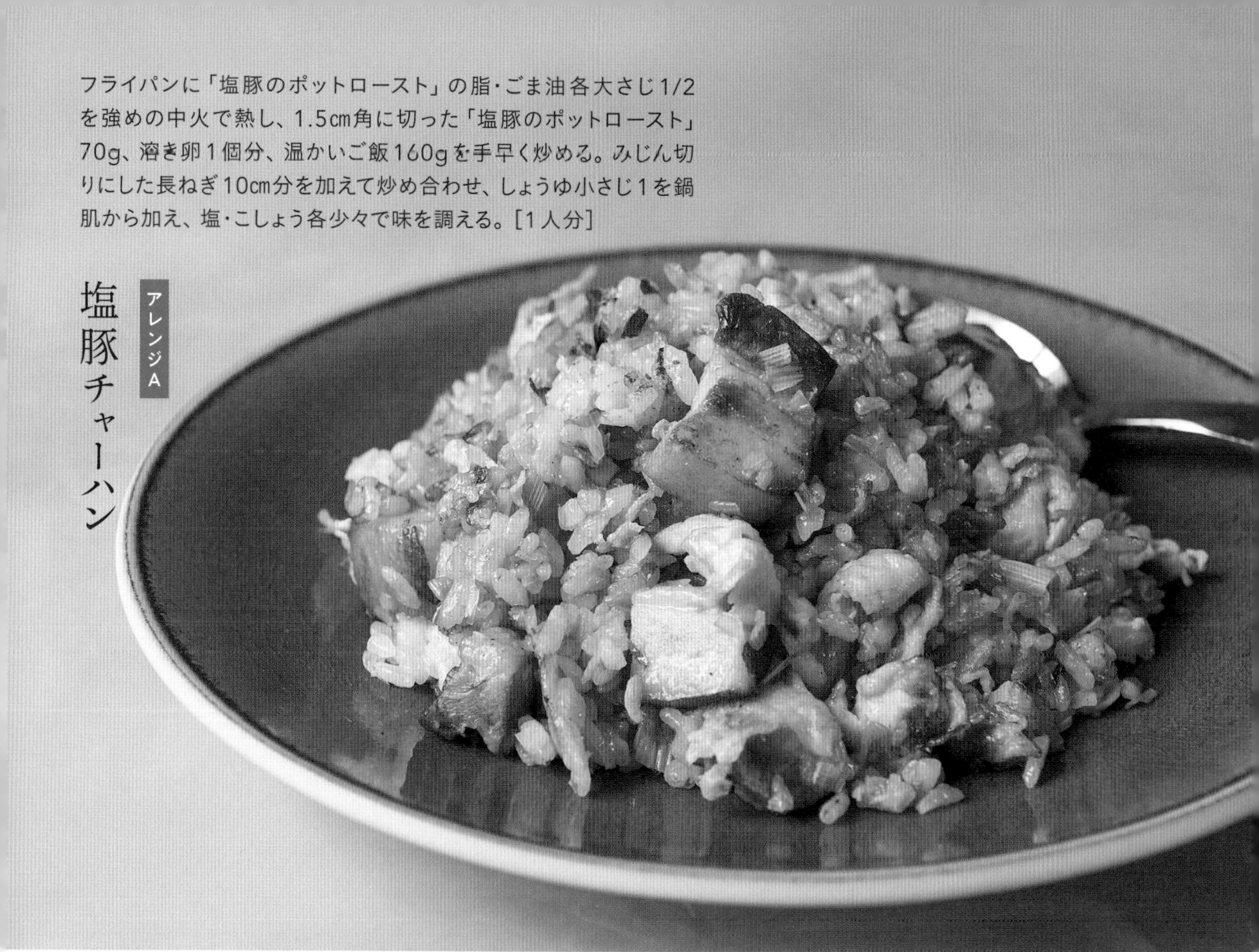

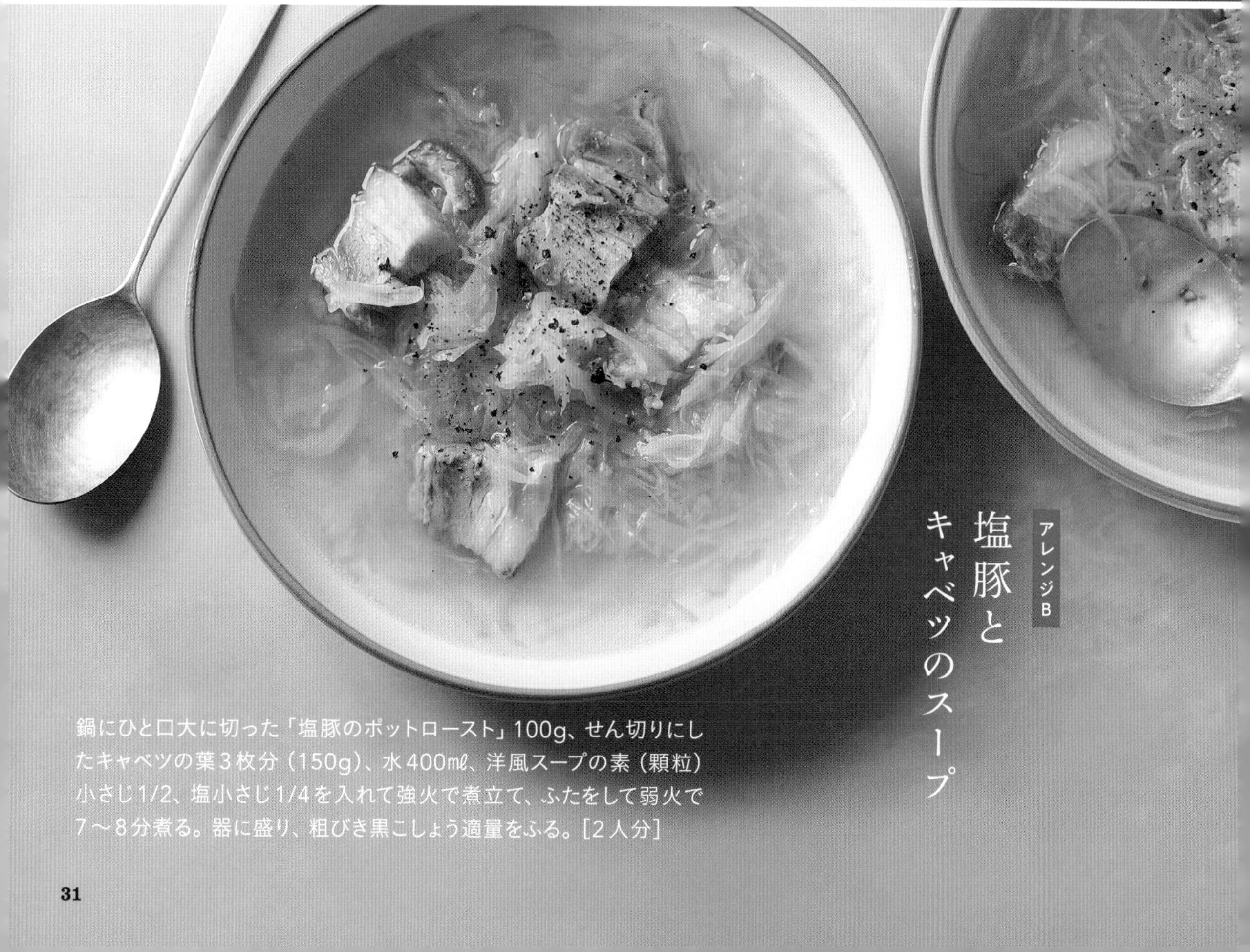

アレンジB

塩豚とキャベツのスープ

鍋にひと口大に切った「塩豚のポットロースト」100g、せん切りにしたキャベツの葉3枚分(150g)、水400㎖、洋風スープの素(顆粒)小さじ1/2、塩小さじ1/4を入れて強火で煮立て、ふたをして弱火で7〜8分煮る。器に盛り、粗びき黒こしょう適量をふる。[2人分]

自家製ツナ

そのままおつまみにしても抜群に美味。
料理に使えばいつものツナ缶よりグンとおいしく！

＋アレンジ

冷蔵保存6～7日

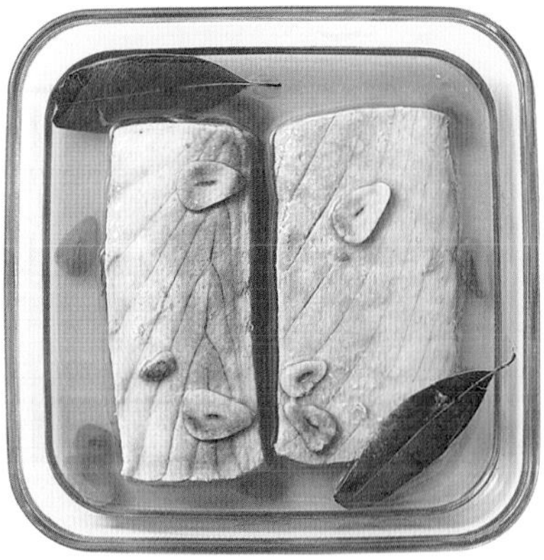

［材料と下準備］ 3～4人分

まぐろ（刺身用・赤身）… 2さく（約300g） 温 力 血
▶塩大さじ1/2を全体にふり、冷蔵室で30分ほどおいてペーパータオルで水けを拭く

A にんにく … 1かけ 温
▶薄切りにする
ローリエ … 2枚
オリーブオイル … 150㎖
（まぐろがひたひたになるくらい）

1 鍋にAを入れて中火で熱し、にんにくが薄く色づいてきたら火を止め、まぐろを加える。まぐろの色が変わったら上下を返し、表面全体が白くなったらふたをし、そのまま冷ます。

2 保存容器に油ごと移し、ふたをして冷蔵室で保存する。

3 そのままいただくときは食べやすい大きさに切り、好みの野菜適量（分量外）を添える。

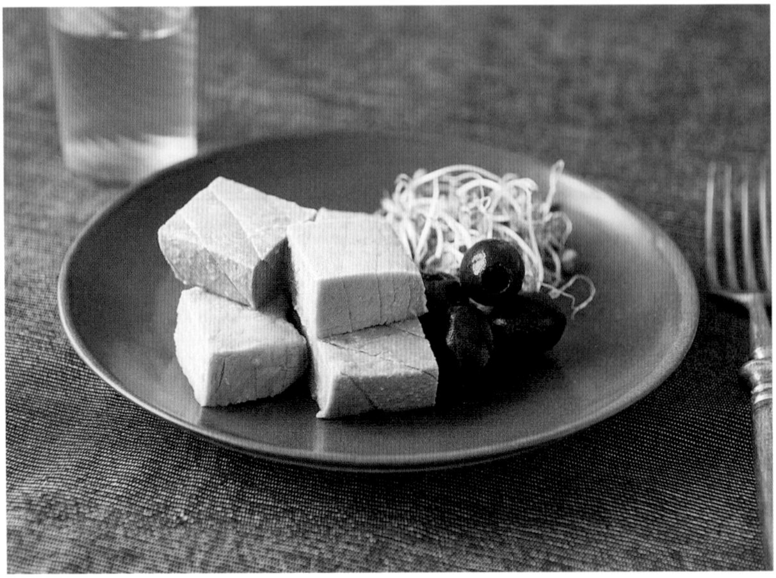

保存せずにできたてを食べても美味。まぐろは疲労や冷えが気になる方に。火を止めてから加えることでしっとり仕上げます。

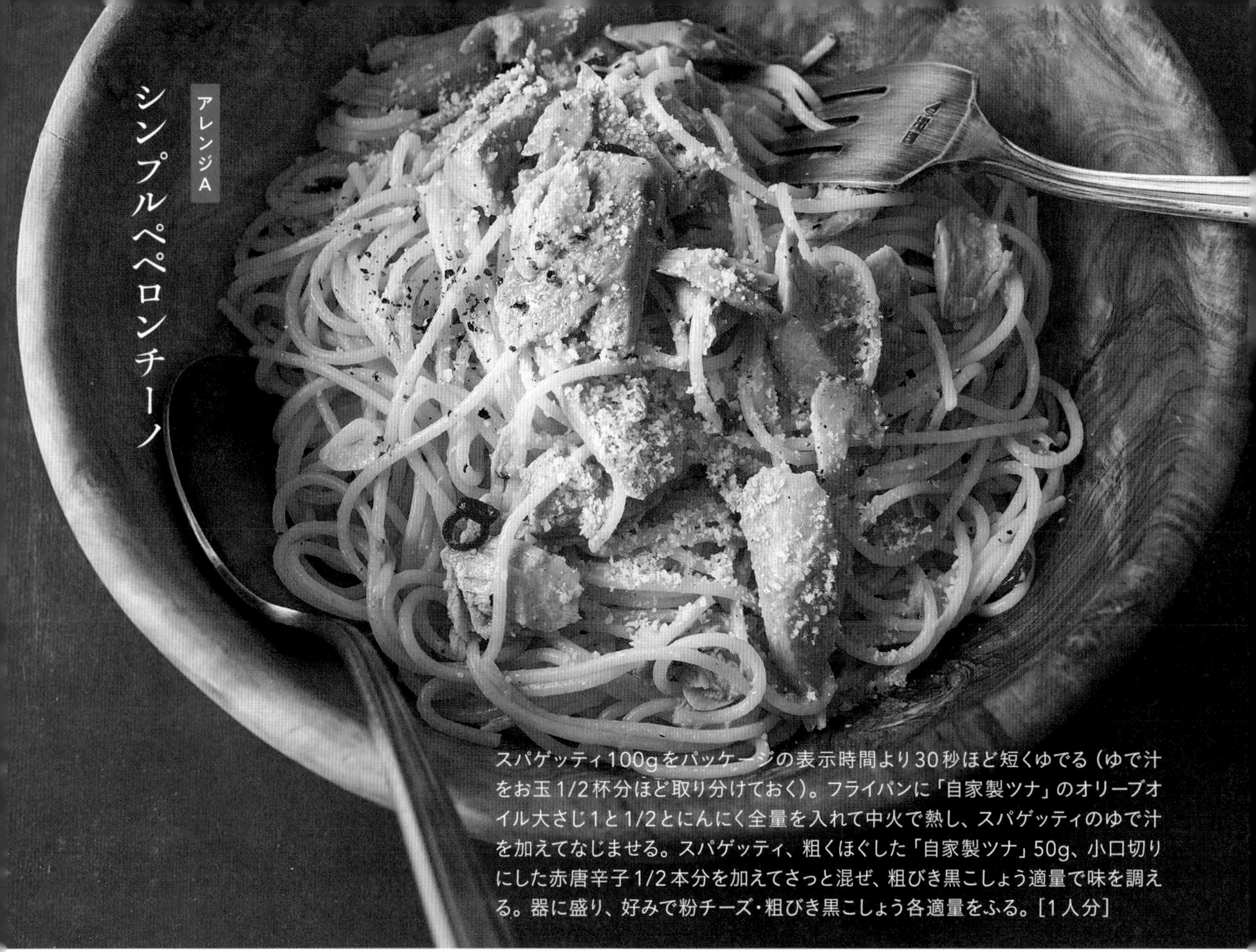

アレンジA

シンプルペペロンチーノ

スパゲッティ100gをパッケージの表示時間より30秒ほど短くゆでる（ゆで汁をお玉1/2杯分ほど取り分けておく）。フライパンに「自家製ツナ」のオリーブオイル大さじ1と1/2とにんにく全量を入れて中火で熱し、スパゲッティのゆで汁を加えてなじませる。スパゲッティ、粗くほぐした「自家製ツナ」50g、小口切りにした赤唐辛子1/2本分を加えてさっと混ぜ、粗びき黒こしょう適量で味を調える。器に盛り、好みで粉チーズ・粗びき黒こしょう各適量をふる。［1人分］

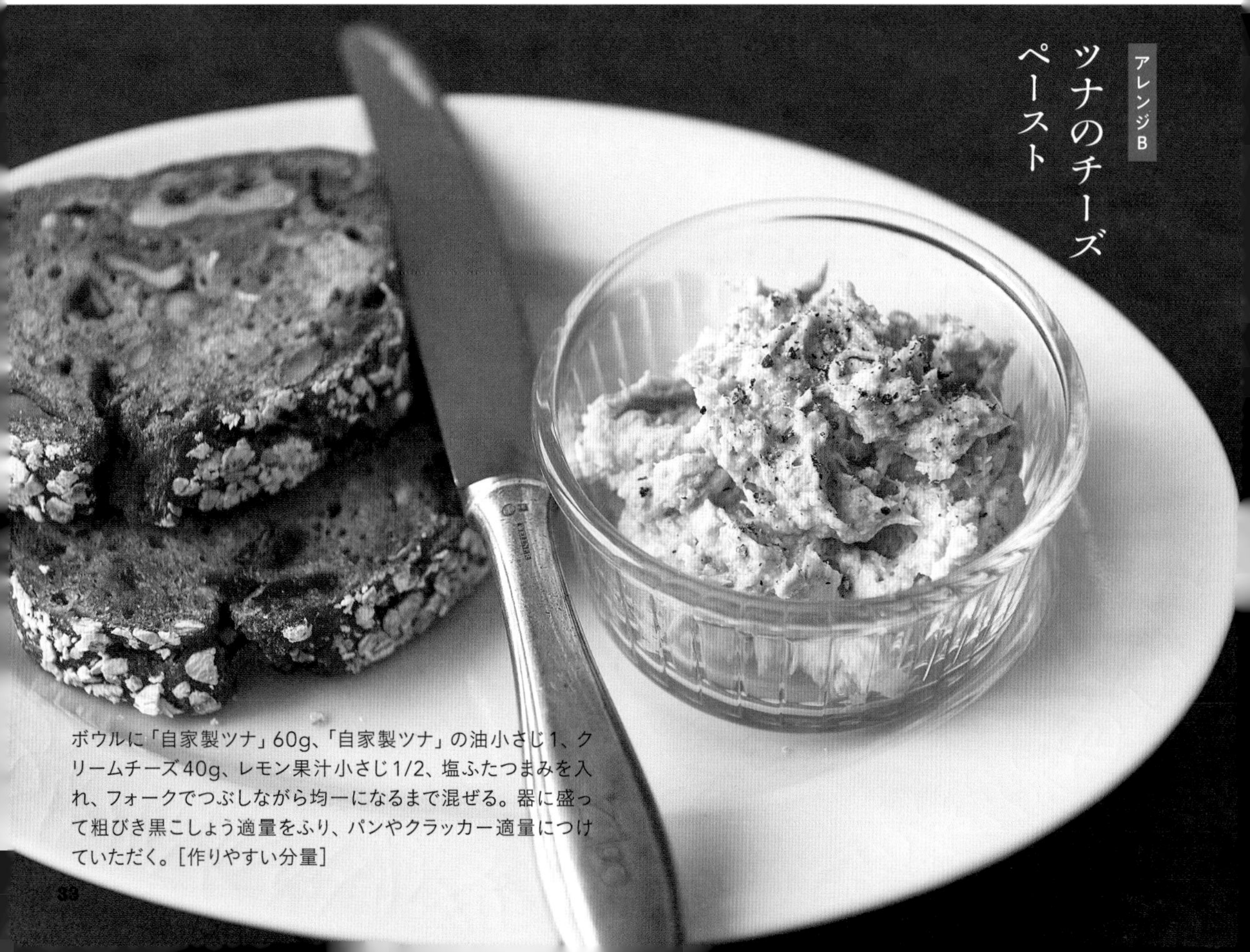

アレンジB

ツナのチーズペースト

ボウルに「自家製ツナ」60g、「自家製ツナ」の油小さじ1、クリームチーズ40g、レモン果汁小さじ1/2、塩ふたつまみを入れ、フォークでつぶしながら均一になるまで混ぜる。器に盛って粗びき黒こしょう適量をふり、パンやクラッカー適量につけていただく。［作りやすい分量］

column
1

ご飯のおとも

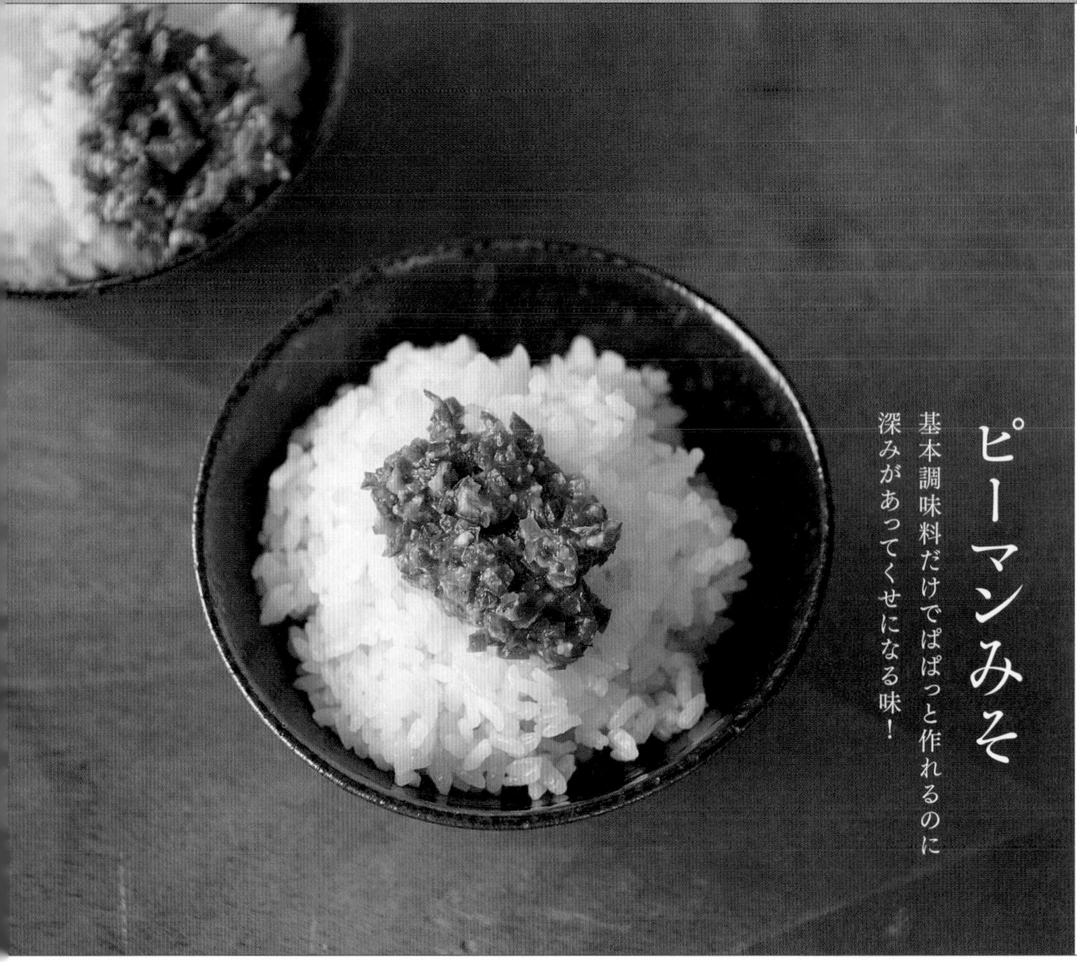

ピーマンみそ

基本調味料だけでぱぱっと作れるのに
深みがあってくせになる味！

冷蔵保存**6〜7**日

［材料と下準備］ 作りやすい分量

ピーマン … 5個　安
▶みじん切りにする

A 水 … 100mℓ
　みそ … 大さじ2
　酒 … 大さじ1
　みりん … 大さじ1
　砂糖 … 大さじ1/2

ごま油 … 小さじ1

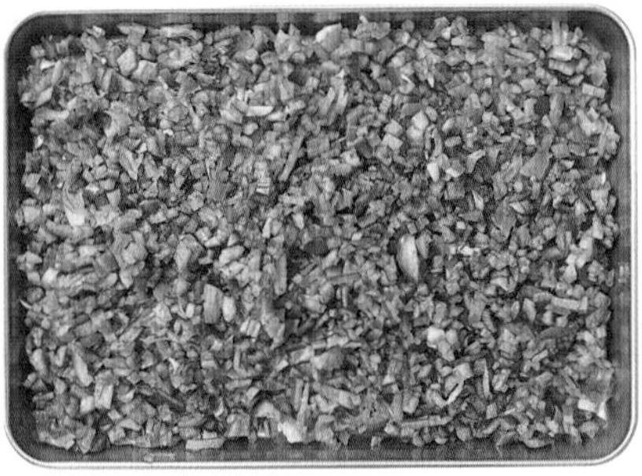

1 フライパンにごま油を中火で熱し、ピーマンを炒める。しんなりとしたら**A**を加え、汁けがなくなるまで混ぜながら煮る。

ピーマンのように香りの豊かな食材は、イライラや緊張を緩和してくれます。

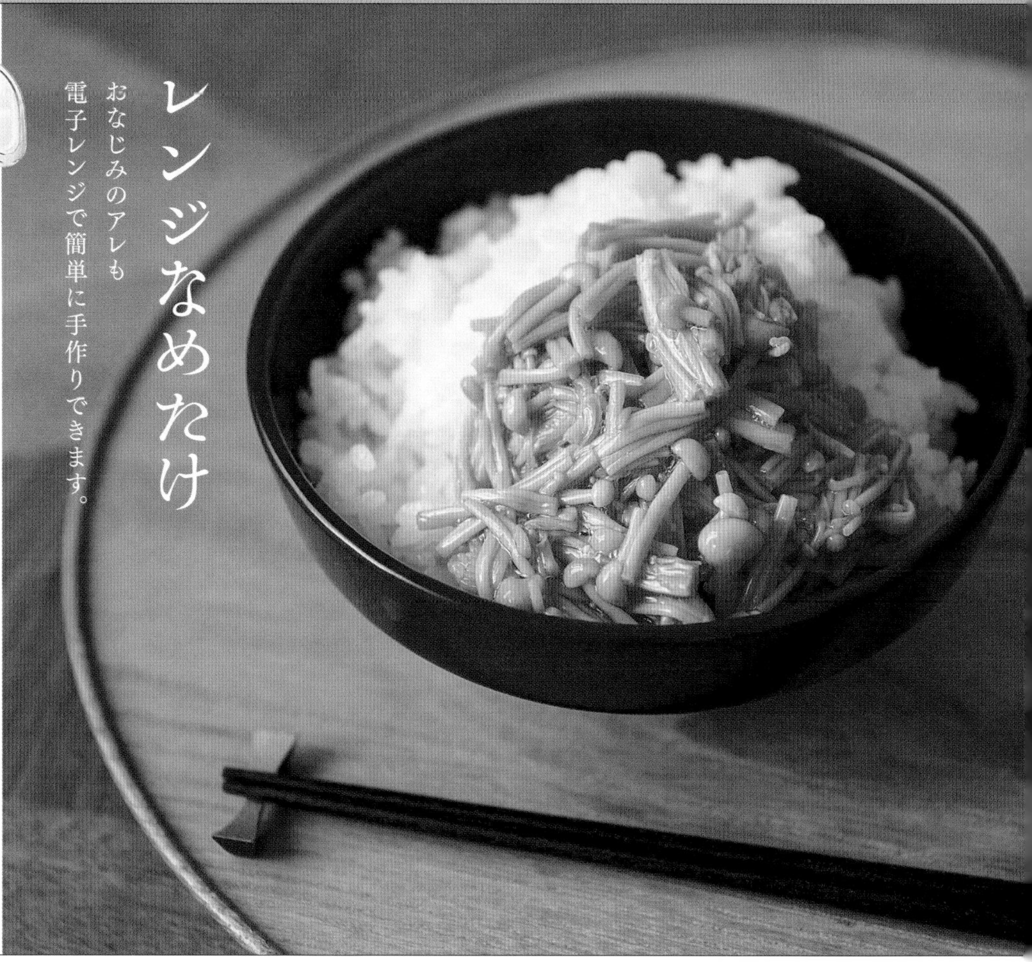

レンジなめたけ

おなじみのアレも
電子レンジで簡単に手作りできます。

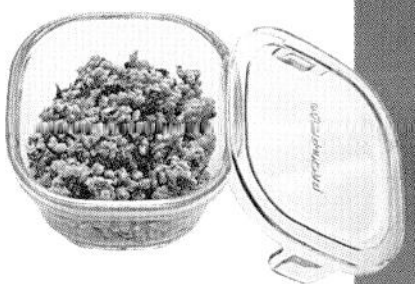

炊きたてほかほかのご飯にのせれば、それだけでごちそうに！
味つけはやや濃いめ。ご飯が進みます。
余っていた食材の使い道としてもぴったり。
すべて冷凍保存も可能です。

冷蔵保存**6～7**日

［材料と下準備］ 作りやすい分量

えのきたけ … 1袋（200g） 水 腸
▶根元を切り、長さを3等分に切ってほぐす
しょうが（すりおろし）… 小さじ1
しょうゆ … 大さじ1
みりん … 大さじ1
酒 … 大さじ1/2
砂糖 … 大さじ1/2
酢 … 小さじ1/2

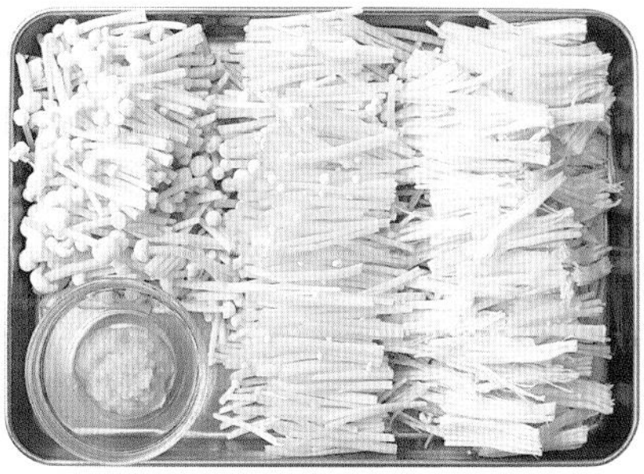

1 耐熱容器にすべての材料を入れて混ぜ、ラップをせずに電子レンジで2分ほど加熱する。全体を混ぜ、同様にさらに1分30秒ほど加熱する。

 しょうゆを減らし、ちぎった梅干しの果肉1個分を加えてもおいしいです。

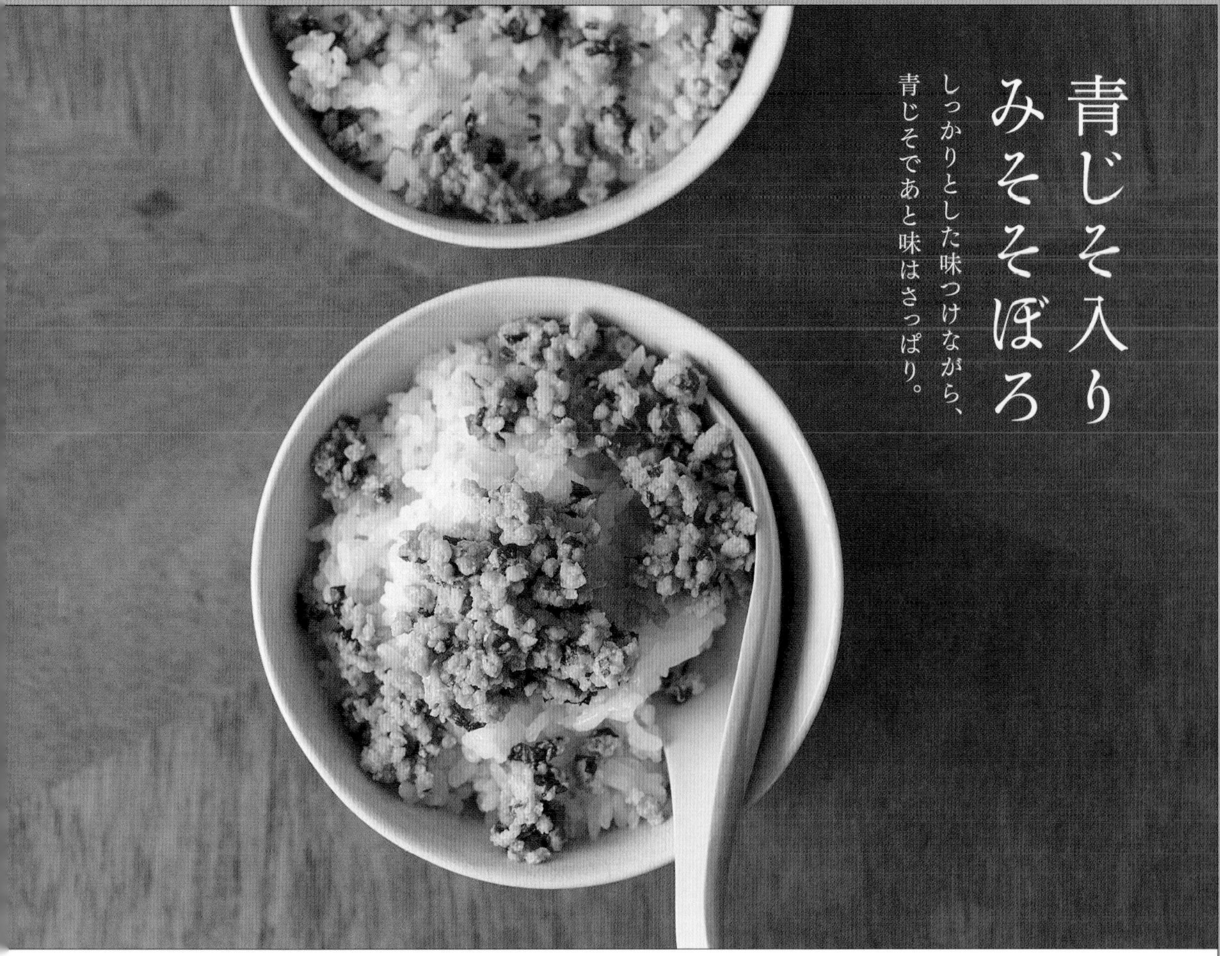

青じそ入りみそそぼろ

しっかりとした味つけながら、青じそであと味はさっぱり。

冷蔵保存**4～5**日

［材料と下準備］ 作りやすい分量

鶏ひき肉 … 150g　温　カ
青じそ … 10枚　温　安
▶粗みじん切りにする

A
- 水 … 50mℓ
- 酒 … 大さじ1
- みそ … 小さじ2
- しょうゆ … 小さじ1
- 砂糖 … 小さじ1

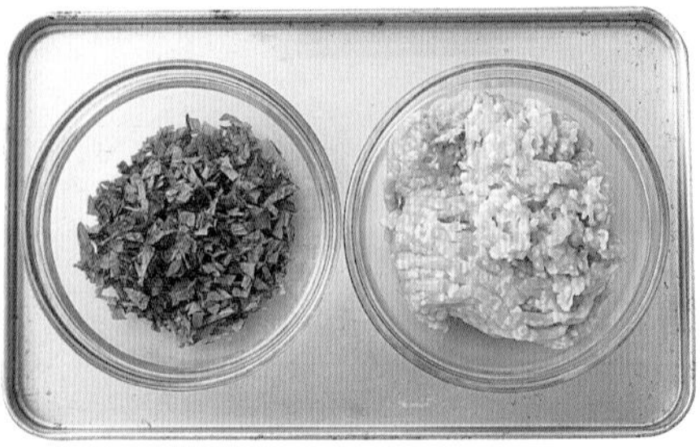

1 フライパンにひき肉とAを入れて混ぜ、弱めの中火で熱して混ぜながら煮詰める。汁けがほぼなくなったら火を止め、青じそを加えてさっと混ぜる。

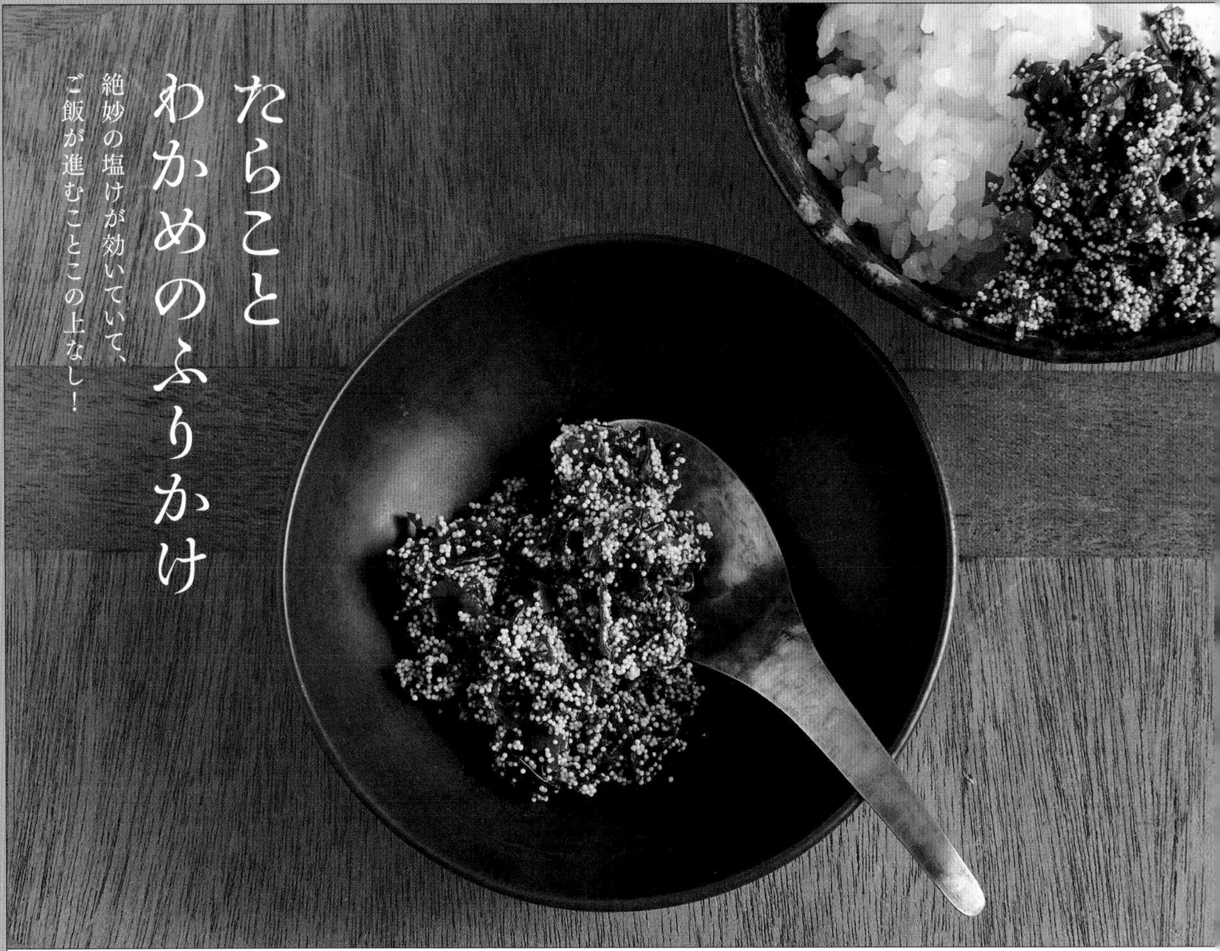

たらことわかめのふりかけ

絶妙の塩けが効いていて、
ご飯が進むことこの上なし！

冷蔵保存4〜5日

[材料と下準備] 作りやすい分量

たらこ … 1/2腹（40g）
▶包丁の背で中身をしごき出す

わかめ（塩蔵）… 20g 冷 水
▶さっと洗って塩を落とし、たっぷりの水に10分ほどつけて戻し、水けを絞って粗く刻む

A 酒 … 大さじ2
みりん … 大さじ1/2
しょうゆ … 小さじ1/2

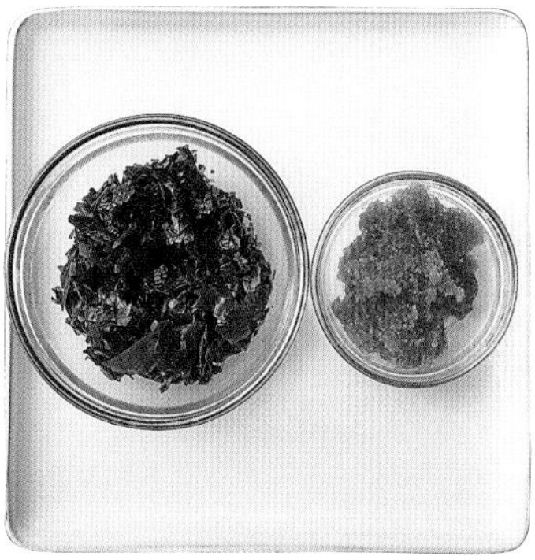

1 フライパンにわかめとAを入れて混ぜ、弱めの中火で熱して、汁けがほぼなくなるまで炒める。たらこを加え、たらこの色が変わるまで炒め合わせる。

 ピリ辛が好きな方は、たらこの代わりに辛子明太子で作っても。

しょうゆの作りおき

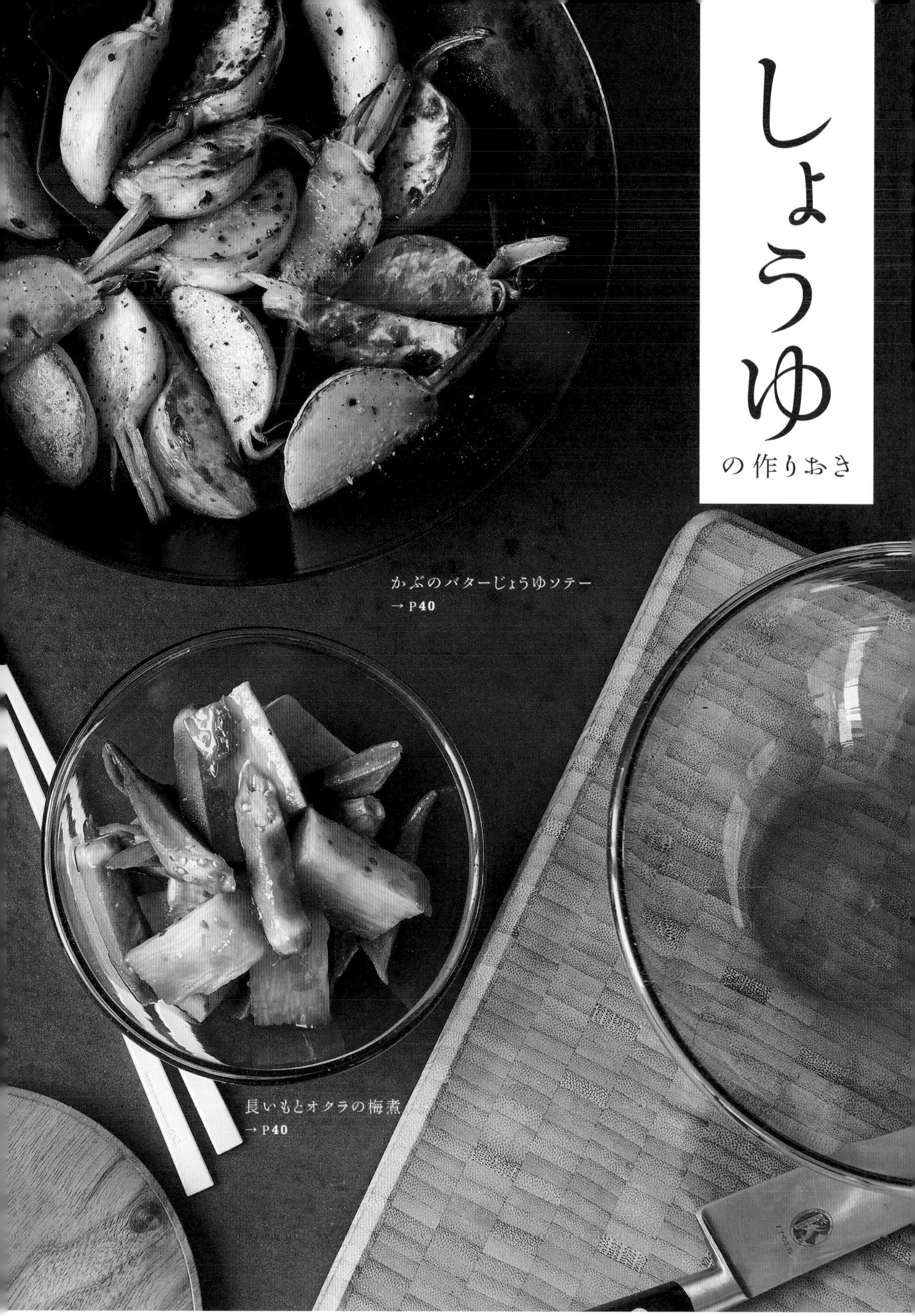

かぶのバターじょうゆソテー
→ P40

長いもとオクラの梅煮
→ P40

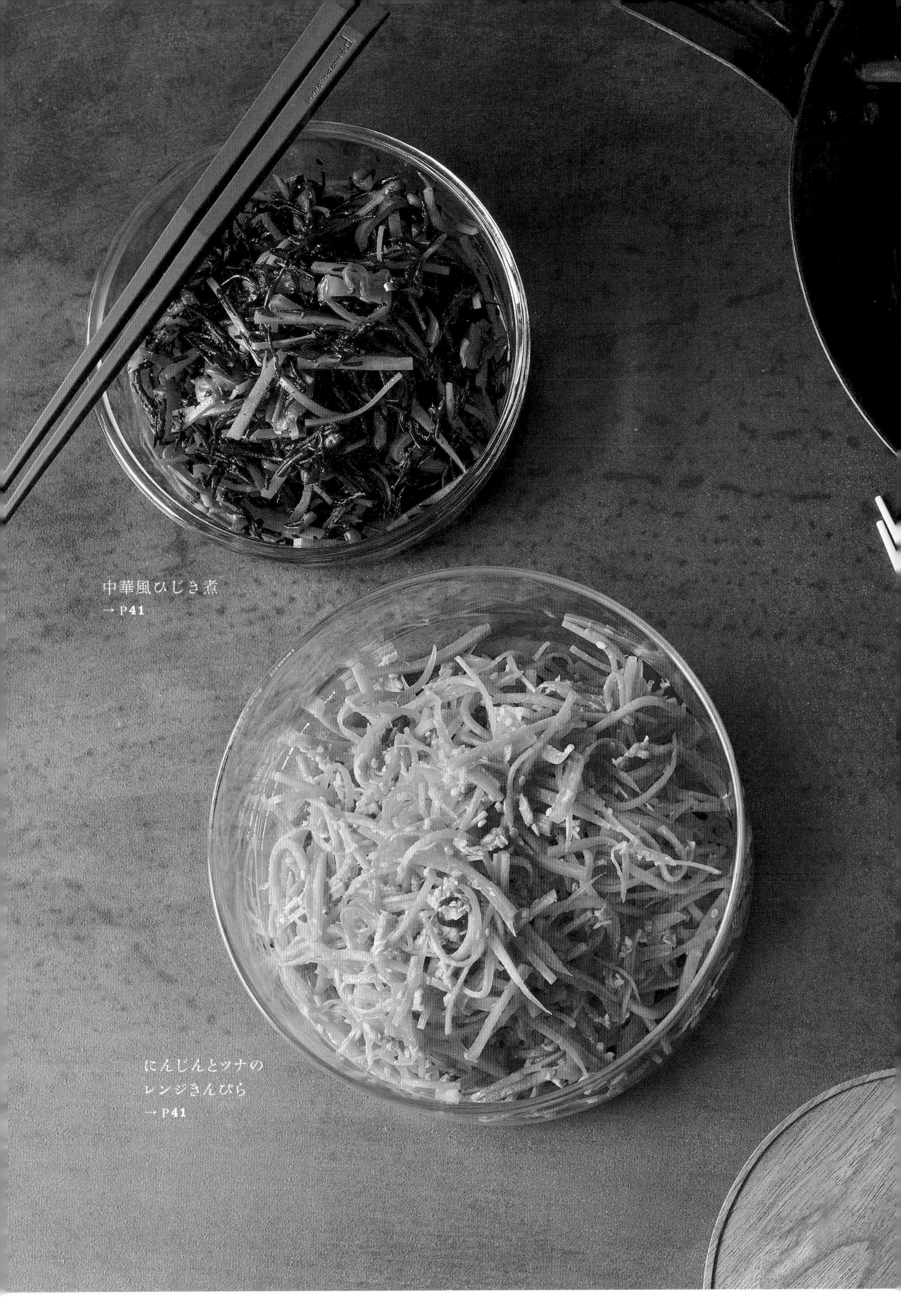

中華風ひじき煮
→ P41

にんじんとツナの
レンジきんぴら
→ P41

しょうゆ
こしょう

かぶのバター じょうゆソテー

ほくほくとやわらかなかぶに、バターじょうゆが深くしみ込みます。

冷蔵保存**3～4**日

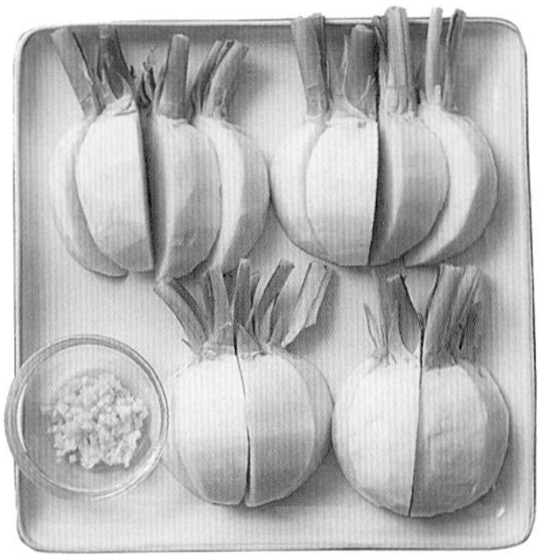

［材料と下準備］2～3人分

かぶ … 2個（200g） 温 カ 消
▶茎は3㎝ほど残し、8等分のくし形切りにする
にんにく … 1かけ 温
▶みじん切りにする
バター … 10g
しょうゆ … 小さじ1
粗びき黒こしょう … 適量

1 フライパンにバターとにんにくを入れて中火で熱し、香りが立ったらかぶを加えてふたをし、途中で一度混ぜて、3～4分蒸し焼きにする。

2 かぶに焼き色がついたらふたを取り、鍋肌からしょうゆを加えて混ぜ、粗びき黒こしょうで味を調える。

かぶは蒸し焼きにすることで甘みが増し、ジューシーに仕上がります。

しょうゆ
みりん
砂糖

長いもとオクラの梅煮

梅干しで保存性もアップ。さっぱりおいしい作りおき。

冷蔵保存**3～4**日

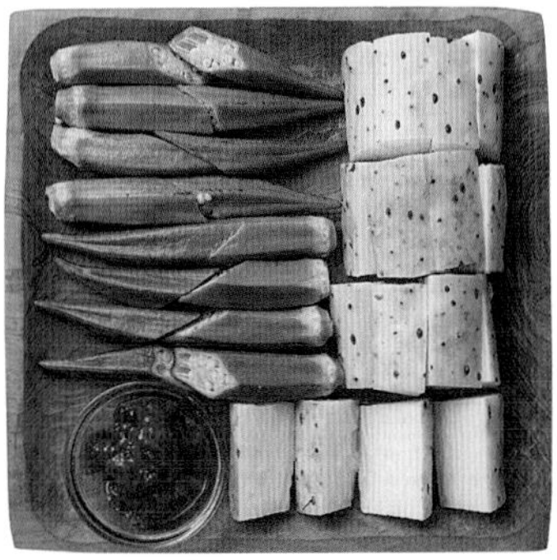

［材料と下準備］2～3人分

長いも … 8㎝（230g） カ 潤
▶皮つきのまま長さを半分に切って8つ割りにする
オクラ … 8本 潤 腸
▶がくをむき、斜め半分に切る
梅干し（塩分8%）… 1個（25g） 潤
▶種を取り除き、包丁で果肉をたたく
A 水 … 50㎖
みりん … 大さじ1
しょうゆ … 大さじ1/2
砂糖 … 小さじ1

1 鍋に梅干しとAを入れて中火で煮立て、長いもを加えてふたをし、弱火で5分ほど煮る。

2 オクラを加え、ふたをせずに、ときどき混ぜながら弱めの中火で2～3分煮る。

かけそばにアレンジしてもおいしいです。鍋にだし汁200㎖、しょうゆ大さじ1と1/3、みりん大さじ1を入れて煮立て、「長いもとオクラの梅煮」1/3量を加えてさっと煮たものを、ゆでて冷水で冷やしたそば（乾麺）80gにかけるだけ。［1人分］

中華風ひじき煮

体にいい食材がたっぷり！
中華風の甘酸っぱい仕上がりです。

冷蔵保存4～5日

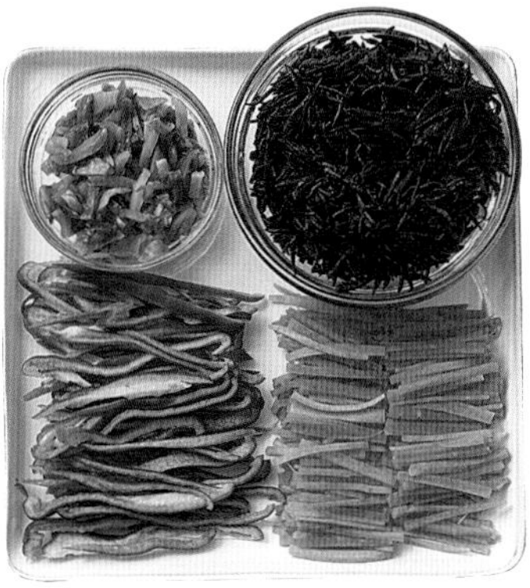

［材料と下準備］ 2～3人分

芽ひじき（乾燥）… 15g 冷 血
▶パッケージの表示どおりに水で戻し、ざるに上げてさっと洗って、水けをきる

ピーマン … 2個
▶縦半分に切ってから細切りにする

にんじん … 1/4本 血
▶細切りにする

味つきザーサイ … 30g 流
▶細切りにする

A 水 … 50mℓ
酒 … 大さじ1
しょうゆ … 小さじ2
酢 … 大さじ1/2
砂糖 … 大さじ1/2

ごま油 … 大さじ1/2

1 フライパンにごま油を中火で熱し、ひじき、ピーマン、にんじん、ザーサイを炒める。

2 にんじんがしんなりとしたらAを加えて煮立て、弱めの中火で汁けがなくなるまで煮る。

野菜はパプリカやゆでたけのこなどでも代用できます。好みで小口切りにした赤唐辛子1/2本分を加えても。

にんじんとツナのレンジきんぴら

時間がたってもしっとりおいしいのは
レンジ加熱のおかげ！ お弁当にも最適。

冷蔵保存4～5日

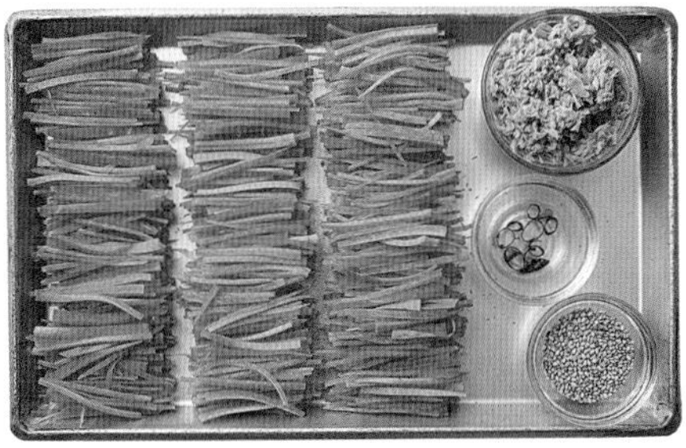

［材料と下準備］ 3～4人分

にんじん … 2本（320g） 消 血
▶長さ5cmの細切りにする

ツナ缶（油漬け）… 1缶（70g） 力 血
▶缶汁をきる

いりごま（白）… 小さじ2

A 赤唐辛子（小口切り）… 1/2本分
しょうゆ … 小さじ2
砂糖 … 小さじ1と1/2
ごま油 … 小さじ1

1 耐熱容器に、にんじん、ツナ、Aを入れて混ぜ、ふんわりとラップをして電子レンジで2分ほど加熱する。全体を混ぜ、同様にさらに1分ほど加熱する。

2 いりごまを加えて混ぜる。

貧血気味の方に。レンジ加熱だと水分が飛びにくく、にんじんがしっとりとした仕上がりになります。

ズッキーニのおかかじょうゆあえ

和風の味つけもよく合います。ごま油で香りよく仕上げて。

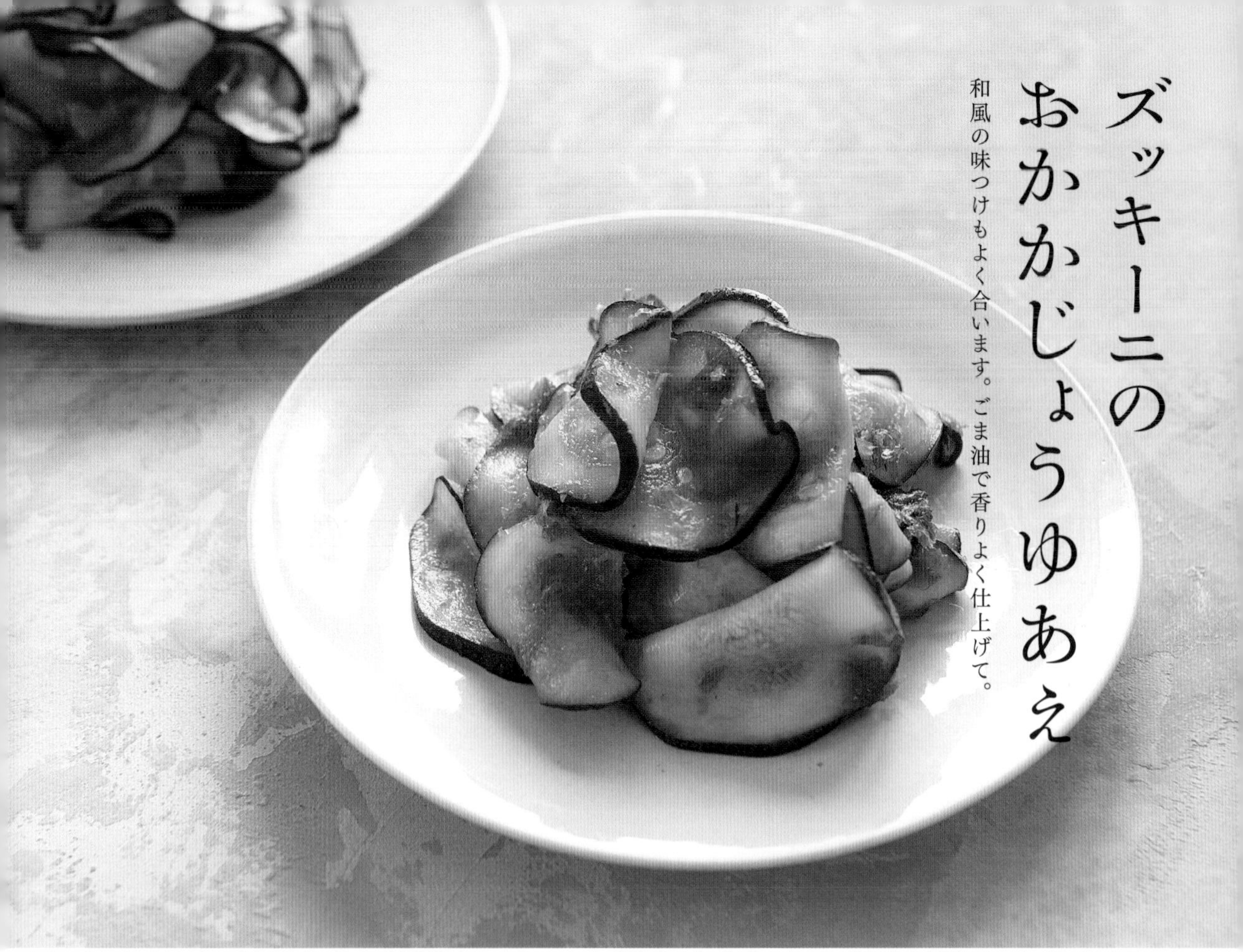

冷蔵保存**3～4**日

［材料と下準備］ 2～3人分

ズッキーニ … 1本 冷 潤

▶薄い輪切りにし、塩ふたつまみをふってもみ、10分ほどおいて水けをよく絞る

削り節 … 3g

しょうゆ … 小さじ1

ごま油 … 小さじ1/2

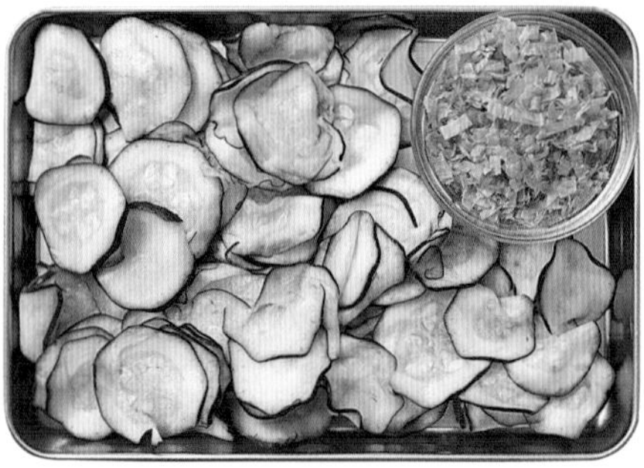

1 ボウルにすべての材料を入れて混ぜる。

混ぜご飯にアレンジしてもおいしいです。ボウルに温かいご飯150g、「ズッキーニのおかかじょうゆあえ」1/3量、いりごま（白）小さじ1、しょうゆ小さじ1/4を入れて混ぜればOK。［1人分］

春菊とちくわのごまあえ

ちくわの食感と春菊の香りがおもしろい組み合わせ。

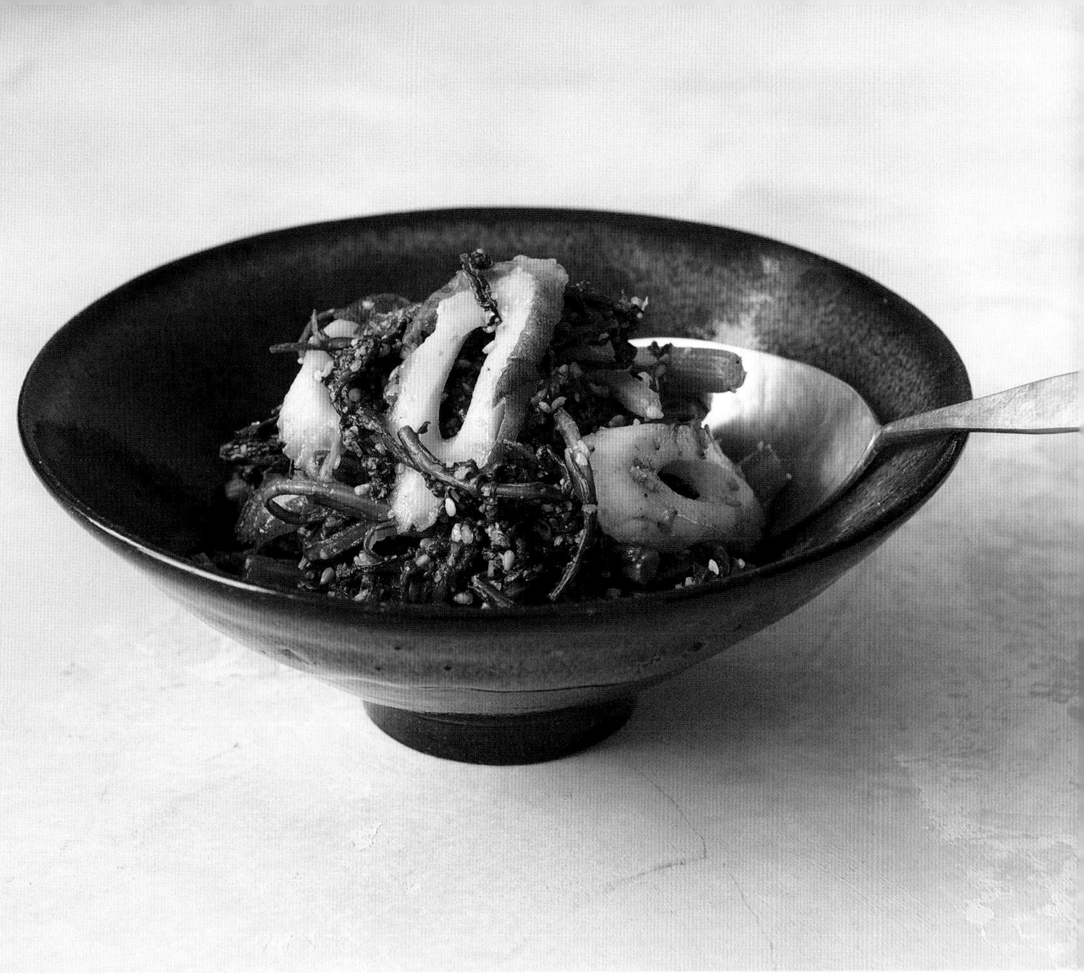

しょうゆ

砂糖

冷蔵保存3〜4日

［材料と下準備］ 2〜3人分

春菊 … 1束（150g） 安 潤

ちくわ … 2本

▶幅5㎜の斜め切りにする

A すりごま（白）… 大さじ1と1/2
しょうゆ … 小さじ1と1/2
砂糖 … 小さじ1

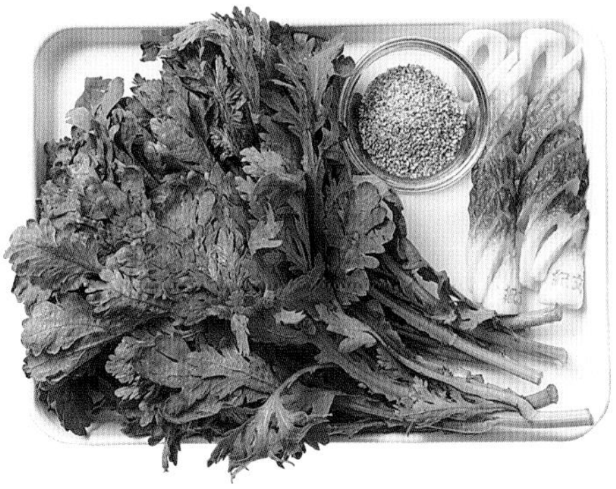

1 鍋に湯を沸かし、春菊の茎だけを入れて30秒ほどゆでる。葉も沈めてさらに30秒ほどゆで、冷水に取って冷まし、水けをよく絞って長さを4等分に切る。

2 ボウルにAを入れて混ぜ、春菊とちくわを加えてさらに混ぜる。

 春菊は豊かな香りで気持ちをリラックスさせます。不安感があるときやイライラしがちなときに。

大根のピリ辛しょうゆ漬け

大根の大量消費にも最適。
ご飯が進む副菜です。

[材料と下準備] 3〜4人分

大根 … 350g 安 水 消
▶厚さ7㎜のいちょう切りにし、塩小さじ1/2をふってもみ、15分ほどおいて水けをよく絞る

A 酒 … 50mℓ
　みりん … 50mℓ

B 赤唐辛子（小口切り）… 1本分
　しょうゆ … 大さじ1と1/2
　砂糖 … 大さじ1
　酢 … 大さじ1

1　鍋にAを入れて強火で煮立て、中火で1分ほど煮てアルコール分を飛ばす。大根とBを加え、30秒ほど煮て火を止め、そのまま冷ます。

2　ジッパーつき保存袋に1を入れ、袋の空気を抜いて口を閉じ、冷蔵室で1時間ほどおく。

保存容器でも作れます。その場合、大根が調味液から出てしまうときは、表面を覆うようにラップをしてください。

冷蔵保存4〜5日

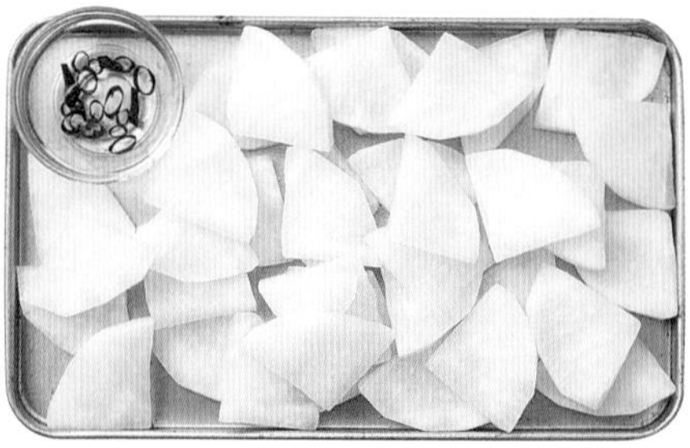

なすの南蛮漬け風

なすは揚げずに蒸し焼きにします。
おつまみにもよいパンチのある味。

[材料と下準備] 2〜3人分

なす … 3本 水 消 流
▶ひと口大の乱切りにする

A 長ねぎ … 1/2本 消
　▶斜め薄切りにする
　赤唐辛子（小口切り）
　　… 1/2本分 消
　しょうゆ … 大さじ1と1/2
　砂糖 … 大さじ1
　酢 … 大さじ1
　水 … 大さじ1

サラダ油 … 大さじ3

1　フライパンにサラダ油を中火で熱し、なすの皮目を下にして入れてふたをし、3分ほど蒸し焼きにする。上下を返し、さらに3分ほど蒸し焼きにする。

2　ボウルにAを入れて混ぜ、なすを熱いうちに加えてさっと混ぜる。冷めたらラップをし、冷蔵室で30分ほど冷やす。

保存する場合は2で冷めたら保存容器に移します。Aにすりおろしたしょうが1/2かけ分を加えても。

冷蔵保存4〜5日

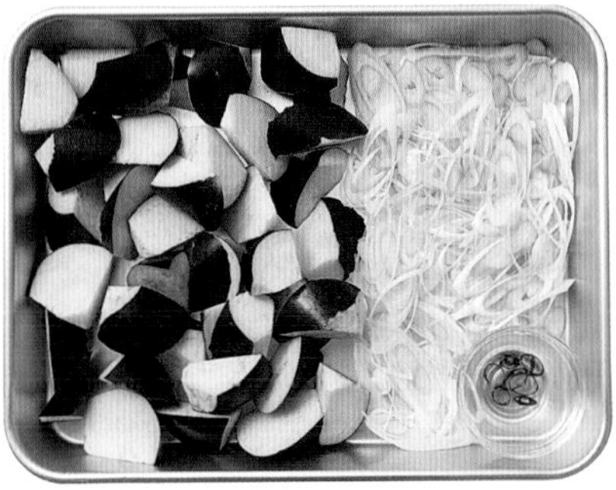

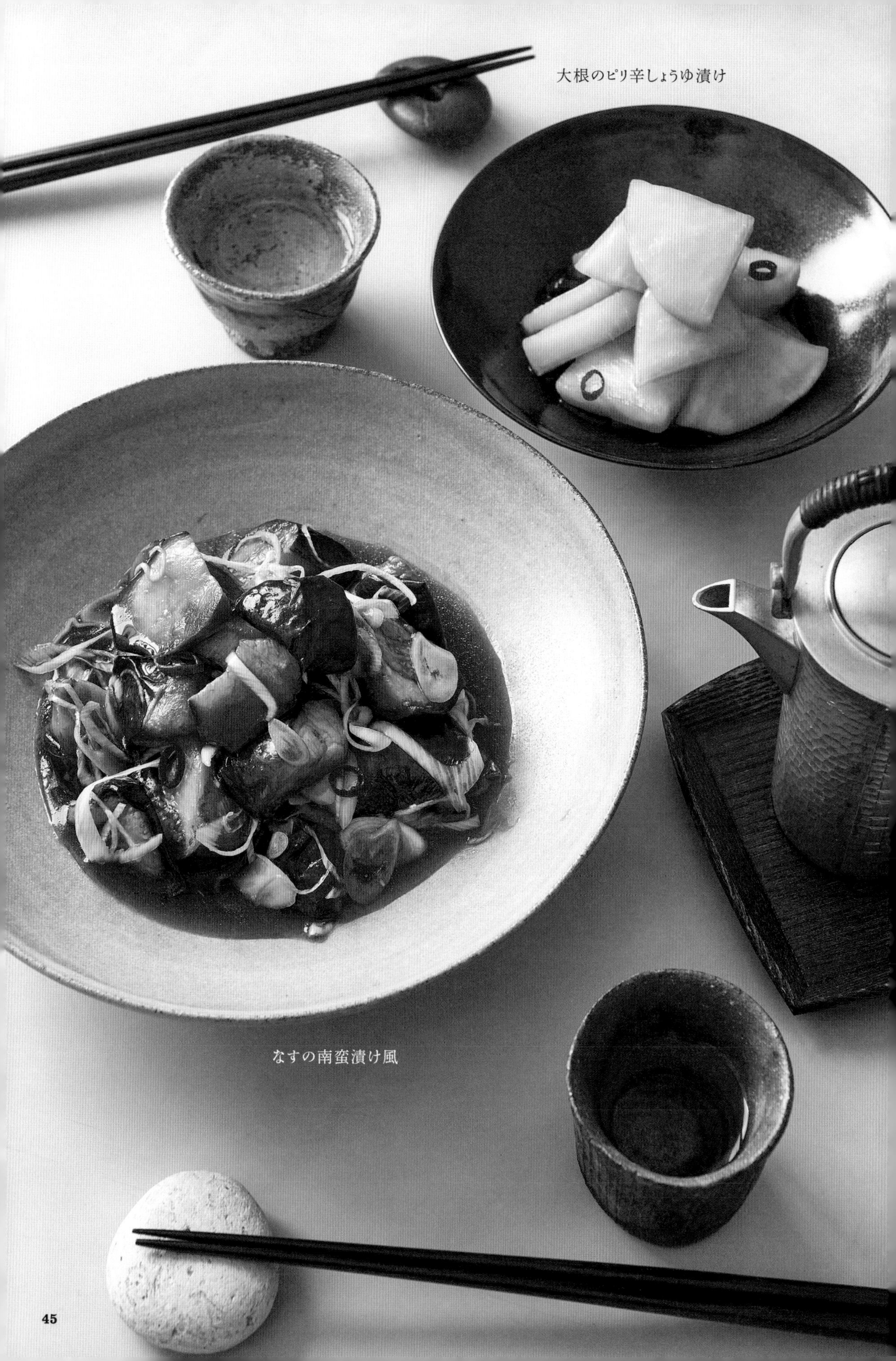

大根のピリ辛しょうゆ漬け

なすの南蛮漬け風

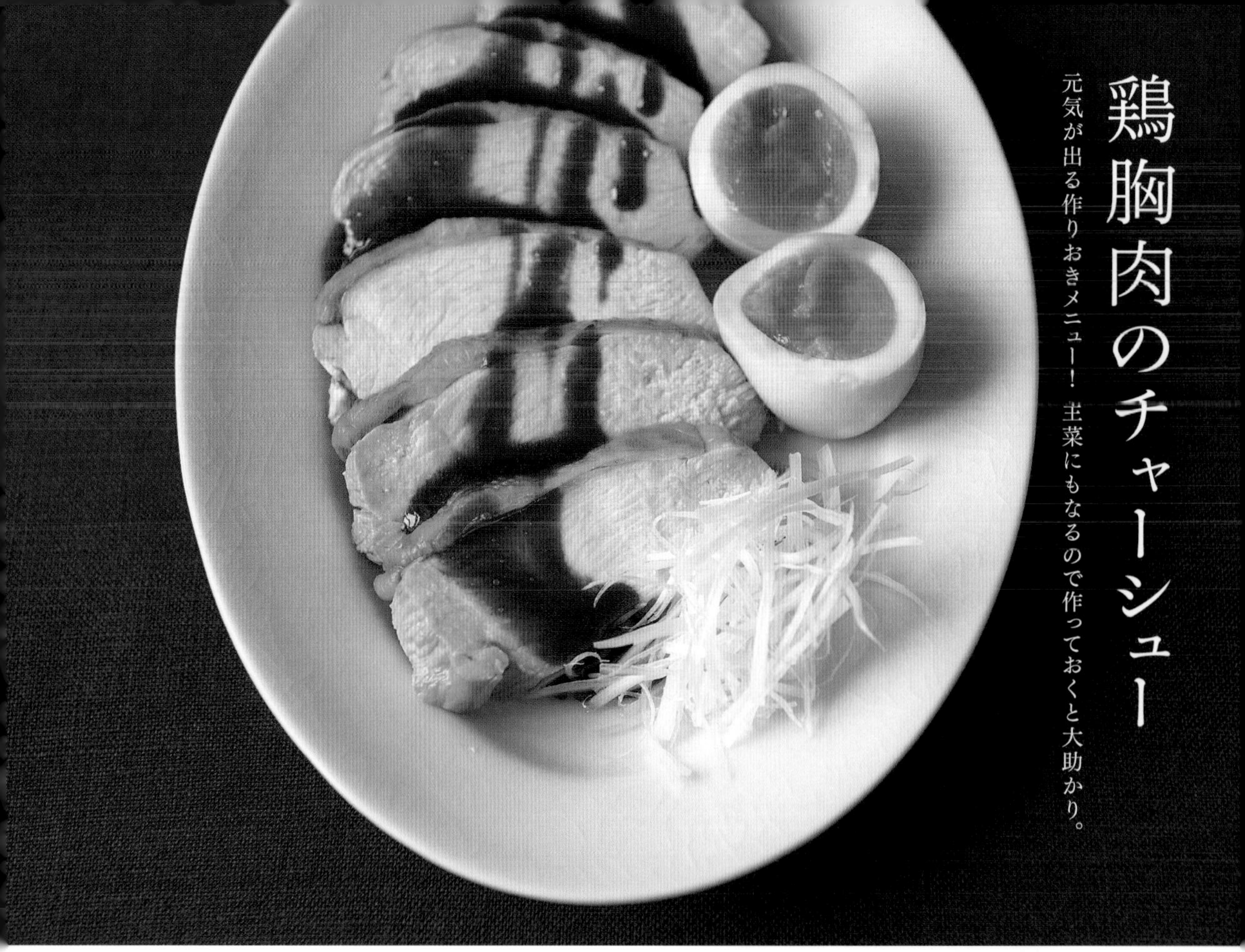

鶏胸肉のチャーシュー

元気が出る作りおきメニュー！ 主菜にもなるので作っておくと大助かり。

冷蔵保存**3～4**日

［材料と下準備］ 2～3人分

鶏胸肉（皮つき）… 1 枚（300g） 温 力
▶厚みが3㎝以上ある部分は切り込みを入れて厚みを均一にする

ゆで卵 … 2 個

しょうが（皮つき・薄切り）… 3 枚 温 免

にんにく … 1 かけ 温
▶縦半分に切り、包丁の腹を当ててつぶす

長ねぎ（青い部分）… 1 本分

A 酒 … 50㎖
水 … 50㎖
しょうゆ … 大さじ2と1/2
砂糖 … 大さじ2
酢 … 小さじ1

長ねぎ（白い部分）… 10㎝ 温 免
▶長さを半分に切ってからせん切りにし、水に5分ほどさらして水けを拭く

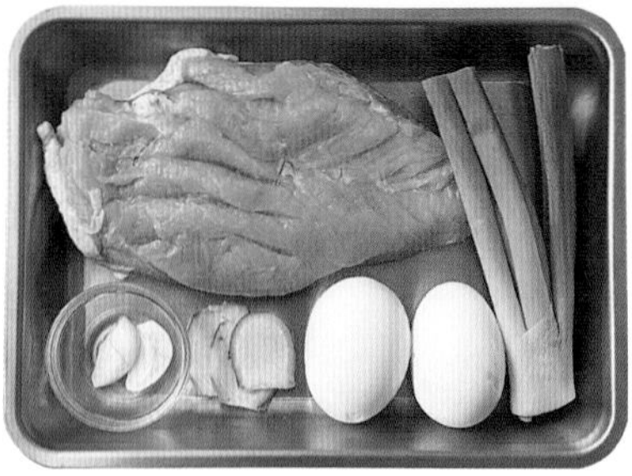

1 直径18～20㎝の鍋にAを入れて混ぜ、鶏肉の皮目を下にして入れ、しょうが、にんにく、長ねぎ（青い部分）を加える。中火で煮立て、ふたをして弱火で5分ほど煮る。

2 鶏肉の上下を返し、ゆで卵を加え、ふたをしてさらに3分ほど煮る。火を止め、そのまま10分ほどおく。煮汁以外を取り出し、強めの中火で熱して煮汁に照りが出るまで4～5分煮詰める。

3 いただくときに鶏肉は食べやすい大きさに切り、ゆで卵は半分に切る。器に鶏肉を盛って煮汁をかけ、ゆで卵と長ねぎ（白い部分）を添える。

保存する場合は**2**の段階で止めて煮汁ごと保存容器に移します。鍋は鶏肉がちょうど入るくらいの大きさのものがおすすめ。
鶏肉は力をつけるので、疲労や倦怠感があるとき、病中病後の体力低下時にも。

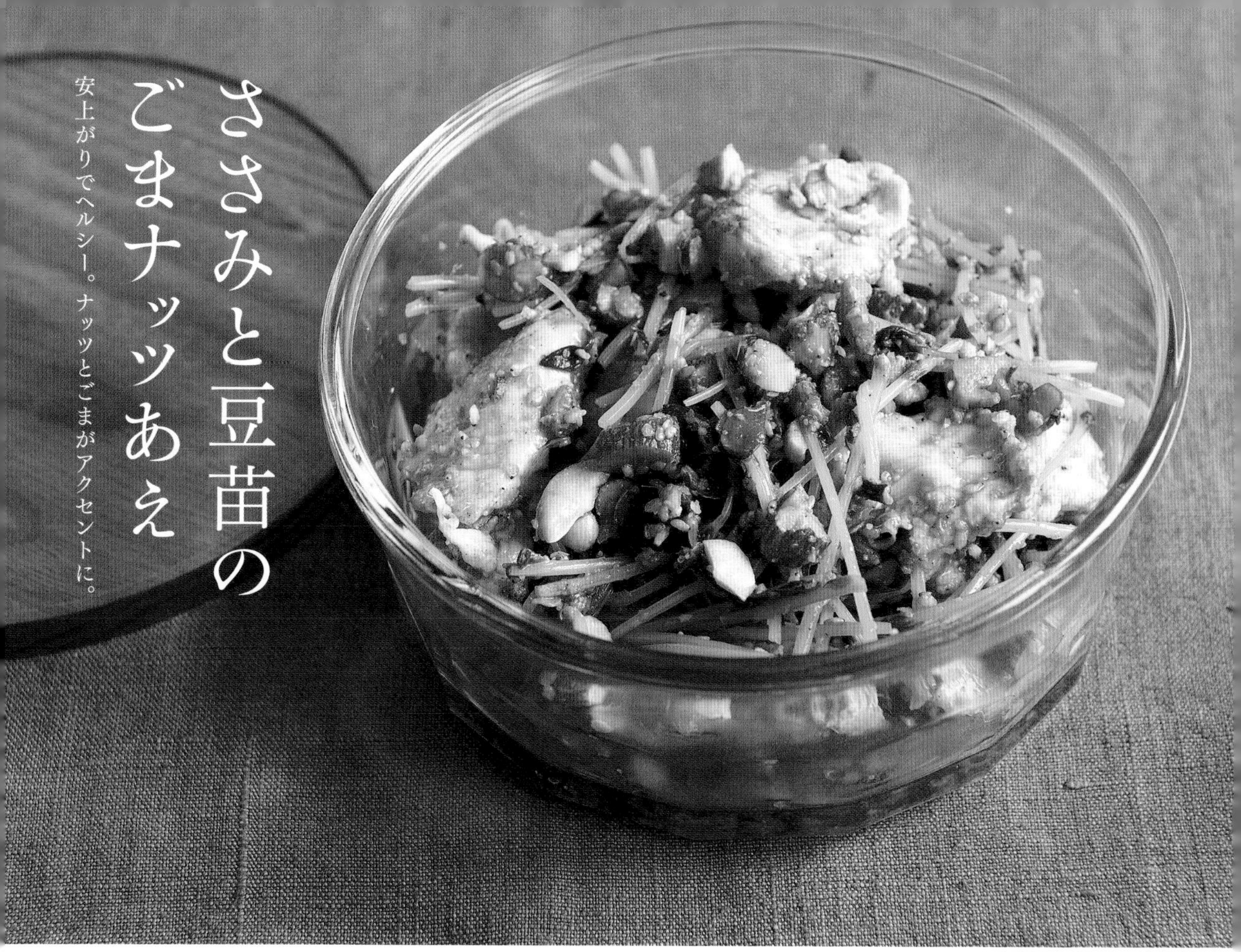

ささみと豆苗のごまナッツあえ

安上がりでヘルシー。ナッツとごまがアクセントに。

冷蔵保存**3～4**日

[材料と下準備] 2～3人分

鶏ささみ … 2本(160g)
▶筋を取ってひと口大のそぎ切りにし、塩・こしょう各少々をふって片栗粉小さじ1をまぶす

豆苗 … 1パック
▶根元を切り落とす

ミックスナッツ(無塩・ロースト済み) … 30g 潤 腸
▶粗く刻む

A すりごま(白) … 大さじ2 潤 腸
しょうゆ … 小さじ2
ごま油 … 大さじ1/2
砂糖 … 小さじ1
酢 … 小さじ1

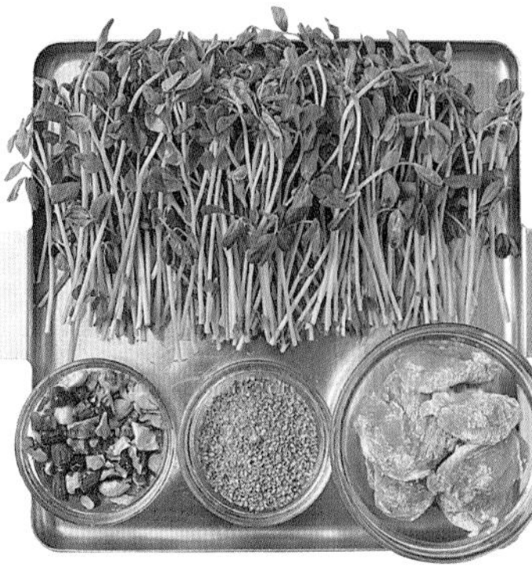

1 鍋に湯を沸かして豆苗をさっとゆで、冷水に取って冷まし、水けをよく絞って長さを3等分に切る。同じ湯でささみを1分30秒ほどゆで、ざるに上げて水けをきる。

2 ボウルに**A**を入れて混ぜ、**1**とミックスナッツを加えてさらに混ぜる。

焼きそばにアレンジしてもおいしいです。フライパンにサラダ油小さじ1、焼きそば麺1玉、酒大さじ1を入れて炒め、オイスターソース大さじ1/2、しょうゆ小さじ1/2、「ささみと豆苗のごまナッツあえ」1/3量を加えて炒め合わせ、粗びき黒こしょう適量をふります。[1人分]

鶏肉と根菜のみぞれ煮

とろっとしたたれがよくからまるしっかり味。

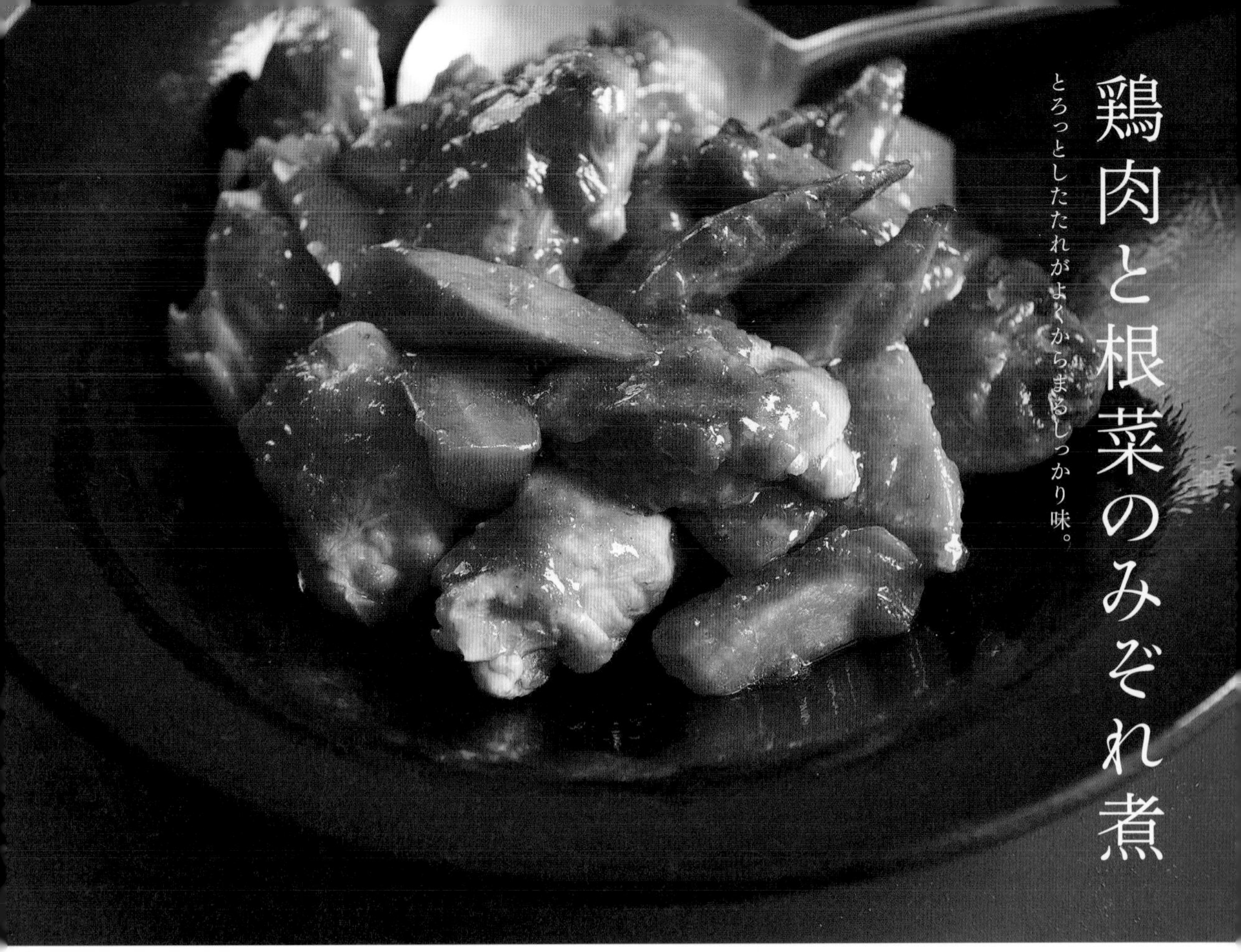

冷蔵保存**3〜4**日

[材料と下準備] 2〜3人分

鶏もも肉 … 1枚(300g)

▶余分な脂肪を取り除き、ひと口大に切る

A ごぼう … 1/2本(80g) 齢 腸

▶ひと口大の乱切りにする

にんじん … 1/2本(80g) 消

▶ひと口大の乱切りにする

▶合わせて耐熱ボウルに入れ、水小さじ1をふり、ふんわりとラップをして電子レンジで2分ほど加熱する

B 大根(すりおろし) … 100g 消

しょうゆ … 大さじ1と1/2

酒 … 大さじ1

みりん … 大さじ1

砂糖 … 小さじ2

片栗粉 … 大さじ1/2

▶混ぜ合わせる

ごま油 … 大さじ1

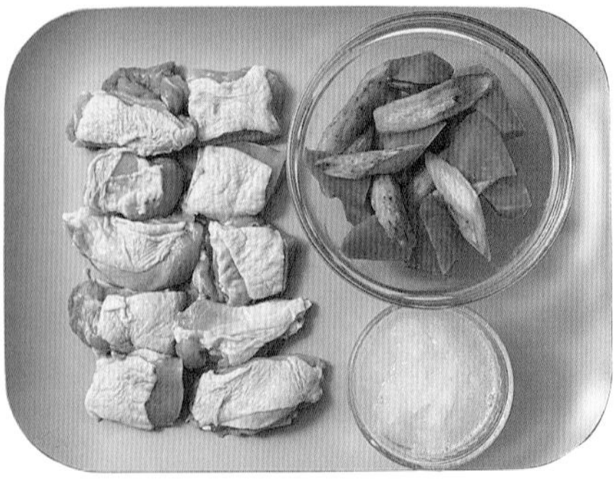

1 フライパンにごま油を中火で熱し、鶏肉の皮目を下にして入れ、Aも加えて4〜5分焼く。

2 鶏肉に焼き色がついたら上下を返し、Bをもう一度混ぜてから加える。煮立ったらふたをし、弱火で5分ほど煮る。

片栗粉は調味料と混ぜておくことで失敗なくとろみがつきます。

豚こまのしょうが焼き

すりおろした玉ねぎのおかげで、日がたっても味がしっかり安定します。

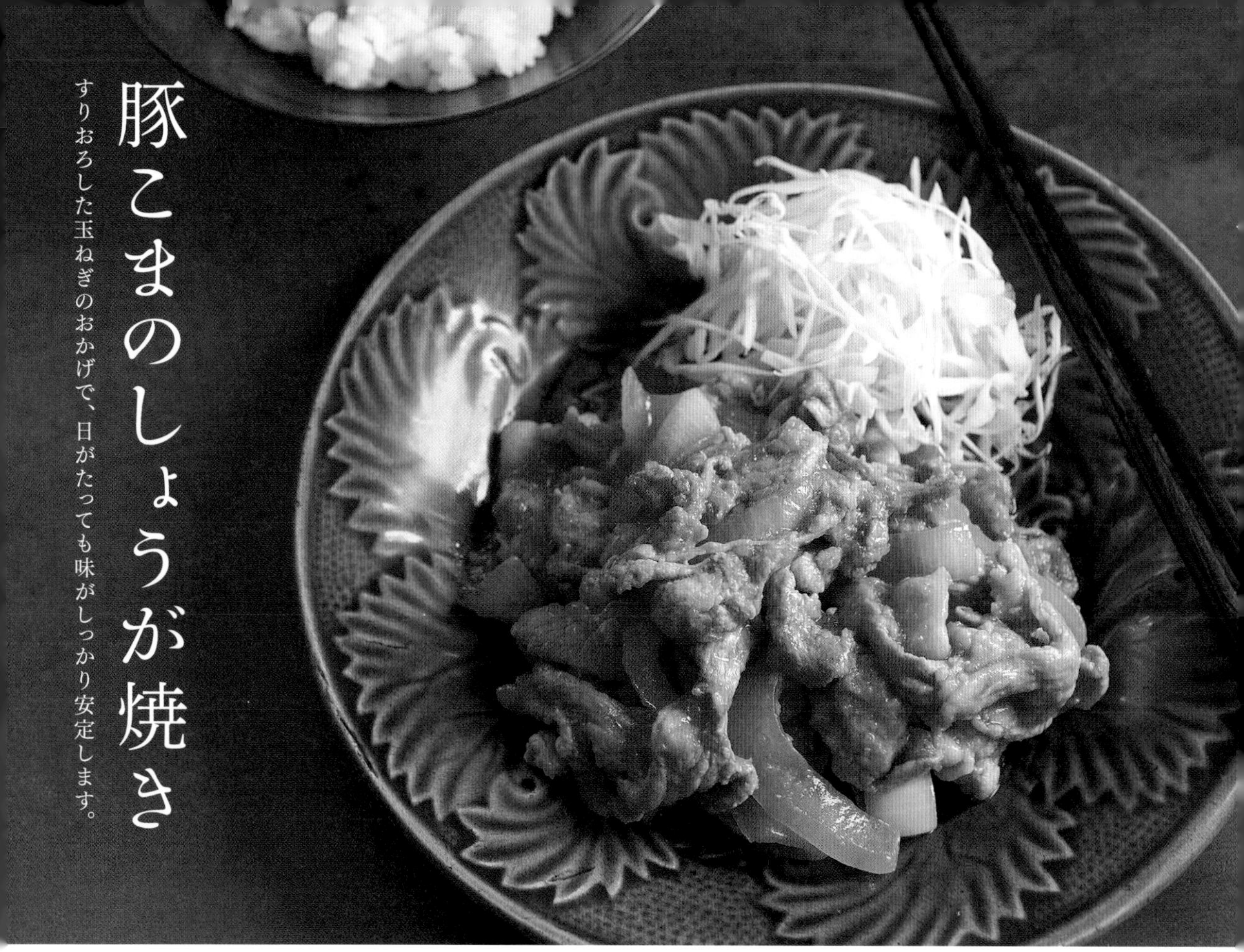

冷蔵保存**3～4**日

［材料と下準備］ 2～3人分

豚こま切れ肉 … 200g 潤 齢
▶大きい場合は食べやすい長さに切り、小麦粉大さじ1/2をまぶす

玉ねぎ … 1/2個 温
▶横に幅1㎝に切る

A 玉ねぎ … 1/4個（50g） 温
▶すりおろす
しょうが（すりおろし）… 大さじ1 温
しょうゆ … 大さじ1と1/2
酒 … 大さじ1
みりん … 大さじ1
砂糖 … 小さじ1
▶混ぜ合わせる

サラダ油 … 小さじ1
キャベツ（せん切り）… 適量

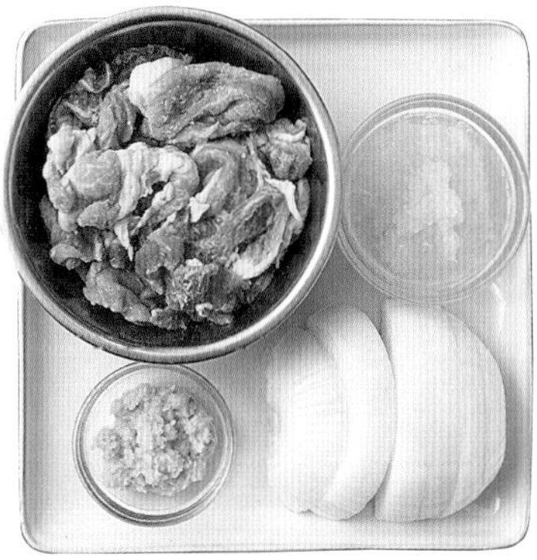

1 フライパンにサラダ油を中火で熱し、豚肉と玉ねぎを炒める。豚肉の色が8割ほど変わったらAを加え、汁けが少なくなって玉ねぎがしんなりとするまで炒め合わせる。

2 いただくときにキャベツを添える。

保存する場合は1の段階で止めておきます。つけそばにアレンジしても美味。ゆでて冷水で冷やしたそば（乾麺）80gを器に盛り、「豚こまのしょうが焼き」1/3量と刻みのり適量をのせます。小鍋にだし汁150㎖、しょうゆ大さじ1と1/3、みりん大さじ1/2を入れて中火で30秒ほど煮立て、別の器に盛ってラー油適量をかけ、そばをつけていただきます。［1人分］

豚バラとキャベツのビーフン風春雨炒め

食べごたえ満点！ このひと皿で栄養のバランスもばっちりです。

冷蔵保存 **3～4日**

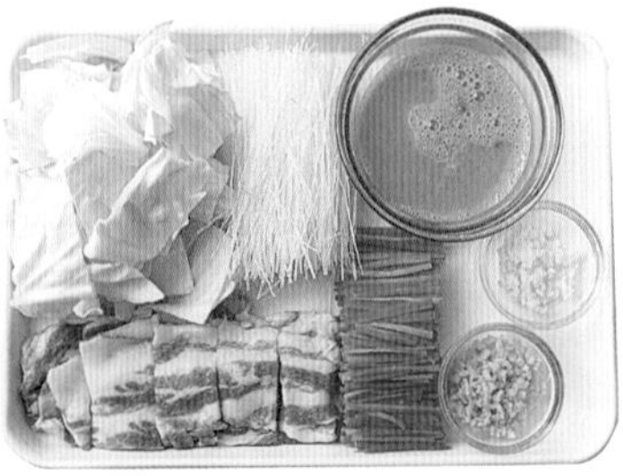

［材料と下準備］ 2～3人分

豚バラ薄切り肉 … 100g
▶長さ3㎝に切る
卵 … 1個
▶溶きほぐす
緑豆春雨（乾燥）… 50g 水
▶さっと水で濡らし、キッチンばさみで長さを半分に切る
キャベツ … 葉2枚（100g） 消
▶ひと口大に切る
にんじん … 1/3本 消
▶細切りにする
にんにく … 1かけ
▶みじん切りにする
しょうが … 1かけ
▶みじん切りにする
A 水 … 300㎖
　しょうゆ … 小さじ2
　鶏がらスープの素（顆粒）… 小さじ1/2
　塩 … ふたつまみ
サラダ油 … 小さじ1

1 フライパンにサラダ油を中火で熱し、溶き卵を流し入れて大きく混ぜながら炒める。卵が半熟状になったら取り出す。

2 1のフライパンをペーパータオルでさっと拭いて中火で熱し、豚肉、キャベツ、にんじん、にんにく、しょうがを炒める。豚肉の色が変わったら春雨とAを加える。

3 煮立ったらふたをし、弱めの中火で5分ほど煮る。ふたを取って汁けがなくなるまで炒め、卵を戻し入れてさっと炒め合わせる。

春雨の原料である緑豆は湿気対策の定番食材。むくみやすい方は消化の力が弱まりやすいので、キャベツやにんじんで消化力をアップしましょう。

豚ひき肉、きゅうり、春雨のピリ辛炒め

こちらは辛みを効かせた春雨の作りおき。暖かい季節に特においしい一品です。

冷蔵保存 **3～4日**

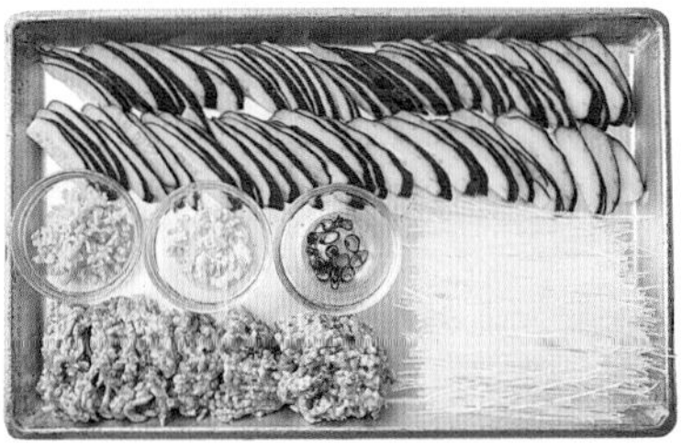

［材料と下準備］ 2～3人分

豚ひき肉 … 100g
緑豆春雨（乾燥）… 50g 冷 水
▶さっと水で濡らし、キッチンばさみで長さを半分に切る
きゅうり … 1本 冷 水
▶縦半分に切ってから斜め薄切りにする
にんにく … 1かけ
▶みじん切りにする
しょうが … 1かけ
▶みじん切りにする
A 赤唐辛子（小口切り）… 1本分
　水 … 300㎖
　しょうゆ … 大さじ1
　砂糖 … 大さじ1/2
ごま油 … 小さじ1

1 フライパンにごま油、にんにく、しょうがを入れて中火で熱し、香りが立ったらひき肉を加えて炒める。ひき肉の色が変わったら、春雨とAを加える。

2 煮立ったらふたをし、弱めの中火で5分ほど煮る。ふたを取ってきゅうりを加え、汁けがなくなるまで炒め合わせる。

春雨はさっと濡らすことで切りやすくなります。

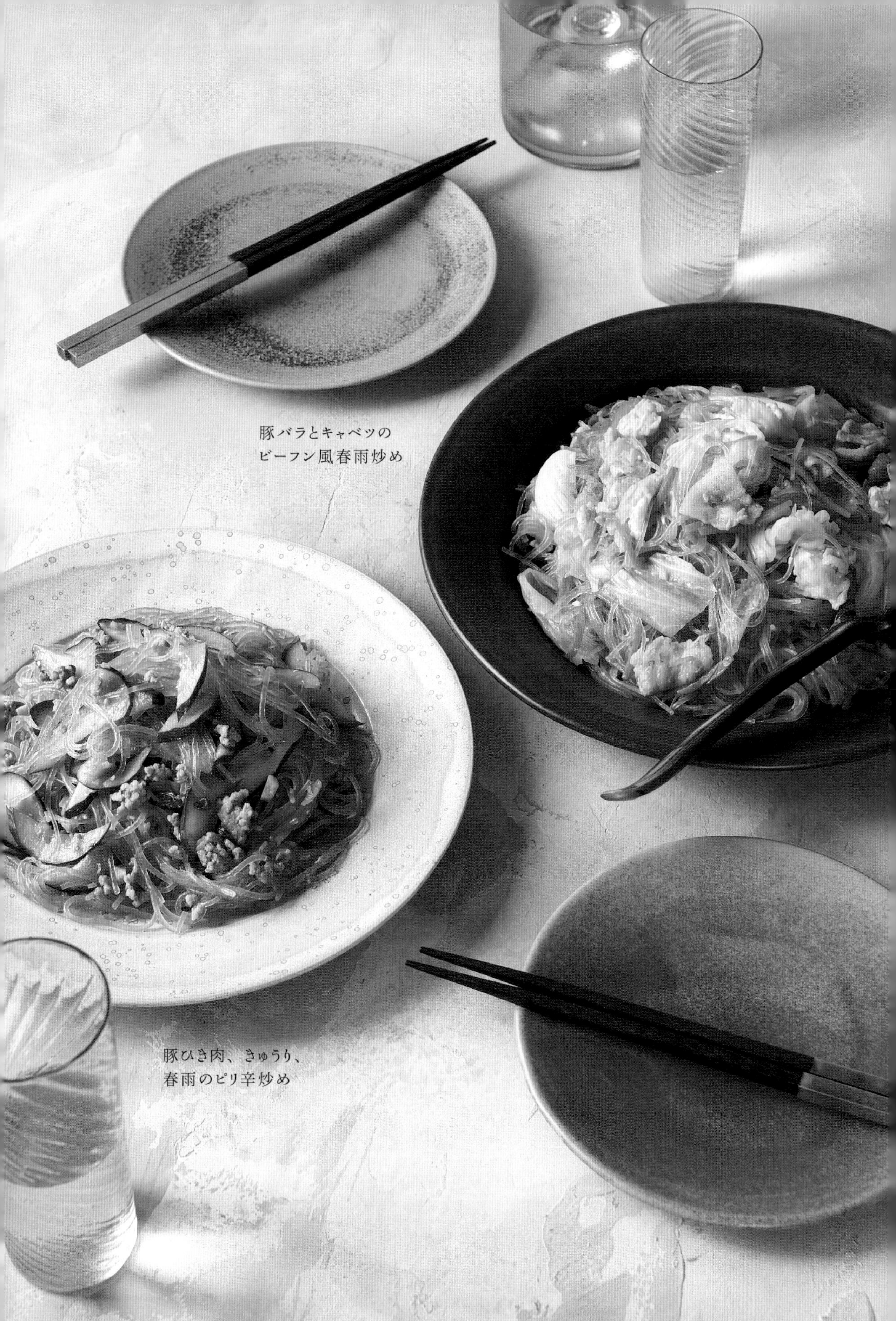

豚バラとキャベツの
ビーフン風春雨炒め

豚ひき肉、きゅうり、
春雨のピリ辛炒め

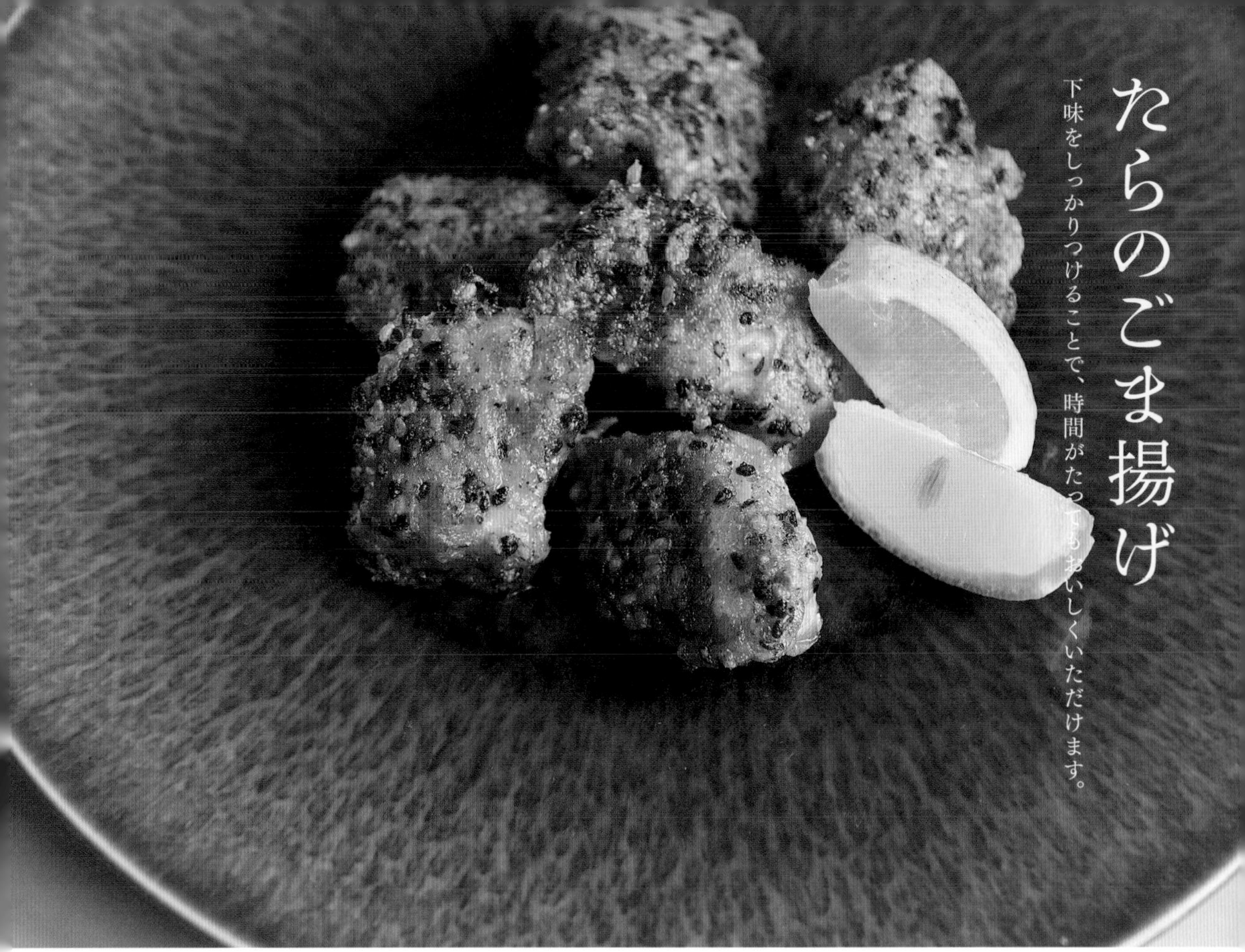

たらのごま揚げ

下味をしっかりつけることで、時間がたってもおいしくいただけます。

冷蔵保存**3～4**日

[材料と下準備] 2～3人分

A 生だら（切り身）… 4切れ　力 血

▶塩ふたつまみをふって冷蔵室で10分ほどおき、ペーパータオルで水けを拭いて4等分に切る

しょうゆ … 大さじ1

酒 … 大さじ1

しょうが汁 … 小さじ2

▶容器に生だら以外の材料を入れて混ぜ、生だらを加えてなじませ、冷蔵室で10分ほどおく

B 水 … 80mℓ

小麦粉 … 50g

いりごま（白）… 大さじ2　潤

いりごま（黒）… 大さじ2　潤 血

▶よく混ぜ合わせる

サラダ油 … 大さじ4

レモン（くし形切り）… 適量

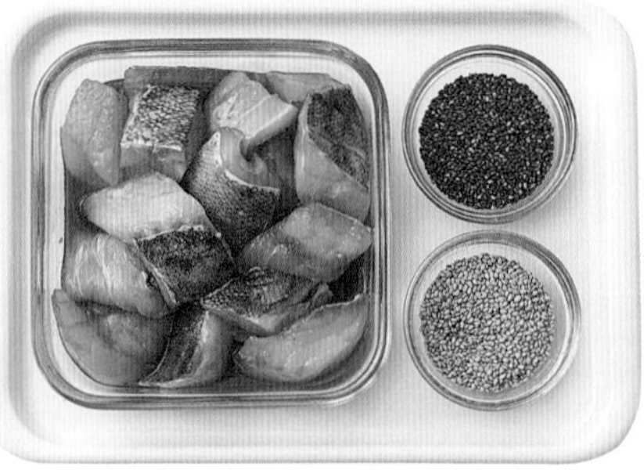

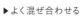

しょうゆ

酒

塩

1 Aのたらの汁けをペーパータオルで拭き、Bに加えてからめる。

2 フライパンにサラダ油を中火で熱し、1の1/2量を入れ、触らずに1分30秒ほど揚げ焼きにする。上下を返し、同様に1分30秒ほど揚げ焼きにし、油をきる。残りも同様にする。

3 いただくときにレモンを添えて搾る。

保存する場合は2の段階で止めておきます。保存しておいたものをいただくときは、オーブントースターの天板（または魚焼きグリル）にアルミホイルを敷き、サラダ油を薄く塗ってからのせて温めてください。

えびとブロッコリーのにんにくじょうゆ炒め

彩りがとってもきれい！ あると食卓が華やぎます。

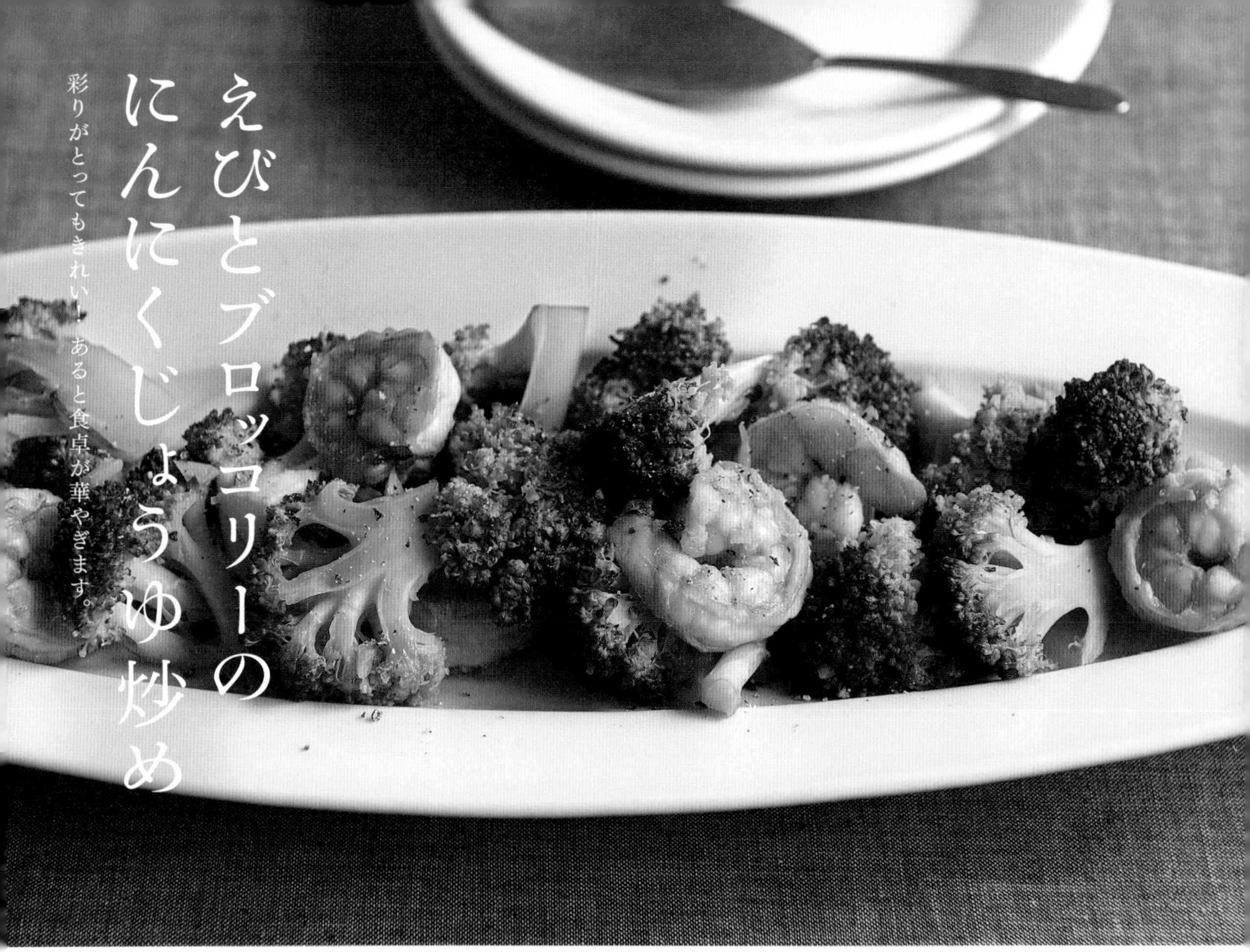

冷蔵保存**3〜4**日

［材料と下準備］ 2〜3人分

えび（殻つき）… 12尾（150g） 温 齢
▶殻と尾を取り、背に浅い切り込みを入れて背わたを取る。塩・片栗粉各小さじ1/2をふってもみ、数回洗ってペーパータオルで水けを拭く

ブロッコリー … 1株（300g） 齢
▶小さめの小房に分ける

にんにく … 1かけ 温
▶みじん切りにする

A みりん … 大さじ1
しょうゆ … 大さじ1/2
酒 … 大さじ1/2

ごま油 … 大さじ1/2

酒 … 大さじ2

粗びき黒こしょう … 適量

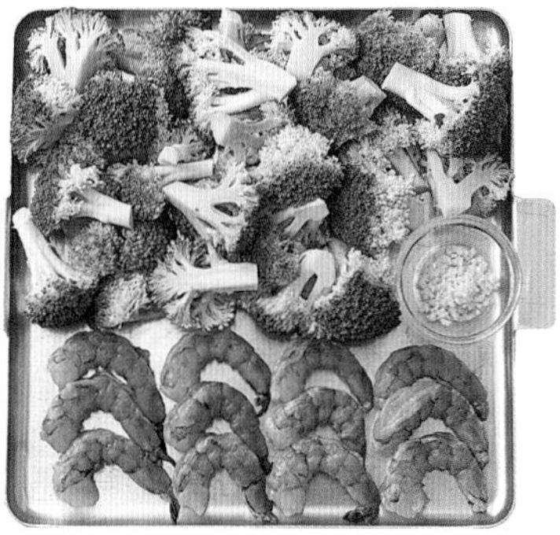

1 フライパンにごま油とにんにくを入れて中火で熱し、香りが立ったらブロッコリーを加えて炒める。全体に油が回ったら酒をふり、ふたをして、途中で一度混ぜて、中火のまま5分ほど蒸し焼きにする。

2 ふたを取り、えびとAを加えて汁けが少なくなるまで炒め合わせる。

3 いただくときに粗びき黒こしょうをふる。

 保存する場合は**2**の段階で止めておきます。えびとブロッコリーはどちらも体を強め、老化防止にもおすすめです。

column 2

作りおきスープ

ひき肉と白菜の担担風スープ

満足感ある中華風のスープです。ご飯にもよく合います。

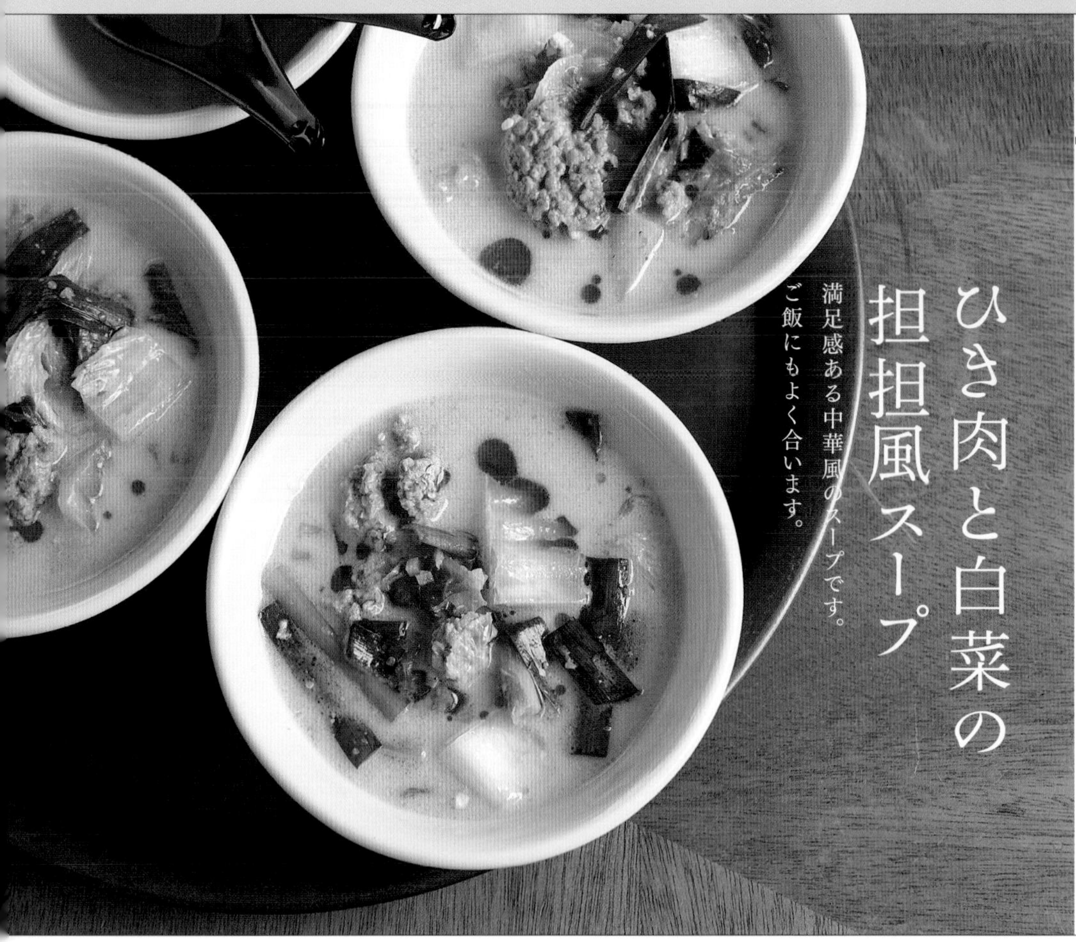

冷蔵保存 **2～3** 日

[材料と下準備] 2～3人分

豚ひき肉 … 100g 潤
白菜 … 葉小3枚（150g） 水 腸
▶縦半分に切ってから横に幅2cmに切る
にら … 1/3束
▶長さ4cmに切る
にんにく … 1かけ
▶みじん切りにする
しょうが … 1かけ
▶みじん切りにする
すりごま（白）… 大さじ1 潤 腸
A 水 … 400mℓ
　みそ … 大さじ1と1/2
　しょうゆ … 小さじ2
　鶏がらスープの素（顆粒）… 小さじ1/2
ごま油 … 大さじ1/2
豆乳 … 200mℓ 潤
ラー油（好みで）… 適量

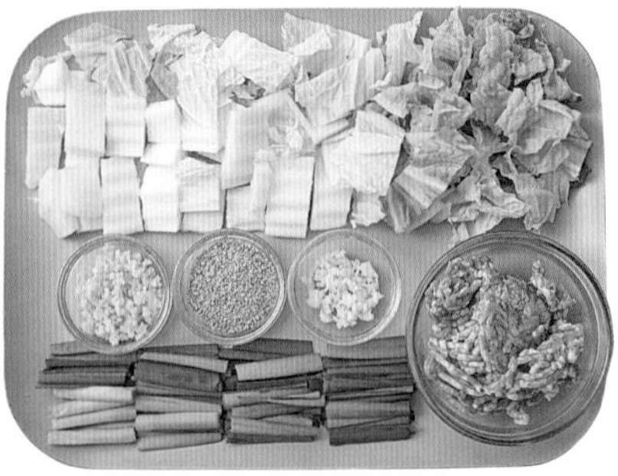

1 鍋にごま油、にんにく、しょうがを入れて中火で熱し、香りが立ったらひき肉を加えて、あまり触らずに炒める。ひき肉の色が変わったら白菜を加え、炒め合わせる。

2 白菜がしんなりとしたらAを加えて混ぜ、煮立ったら、にらとすりごまを加えて1分ほど煮る。火を止めて豆乳を加え、弱めの中火で熱して煮立たせないように温める。

3 いただくときにラー油をかける。

保存する場合は2の段階で止めておきます。
豆乳は、できれば成分無調整のものがおすすめです。分離しやすいので、煮立たせないように温めてください。

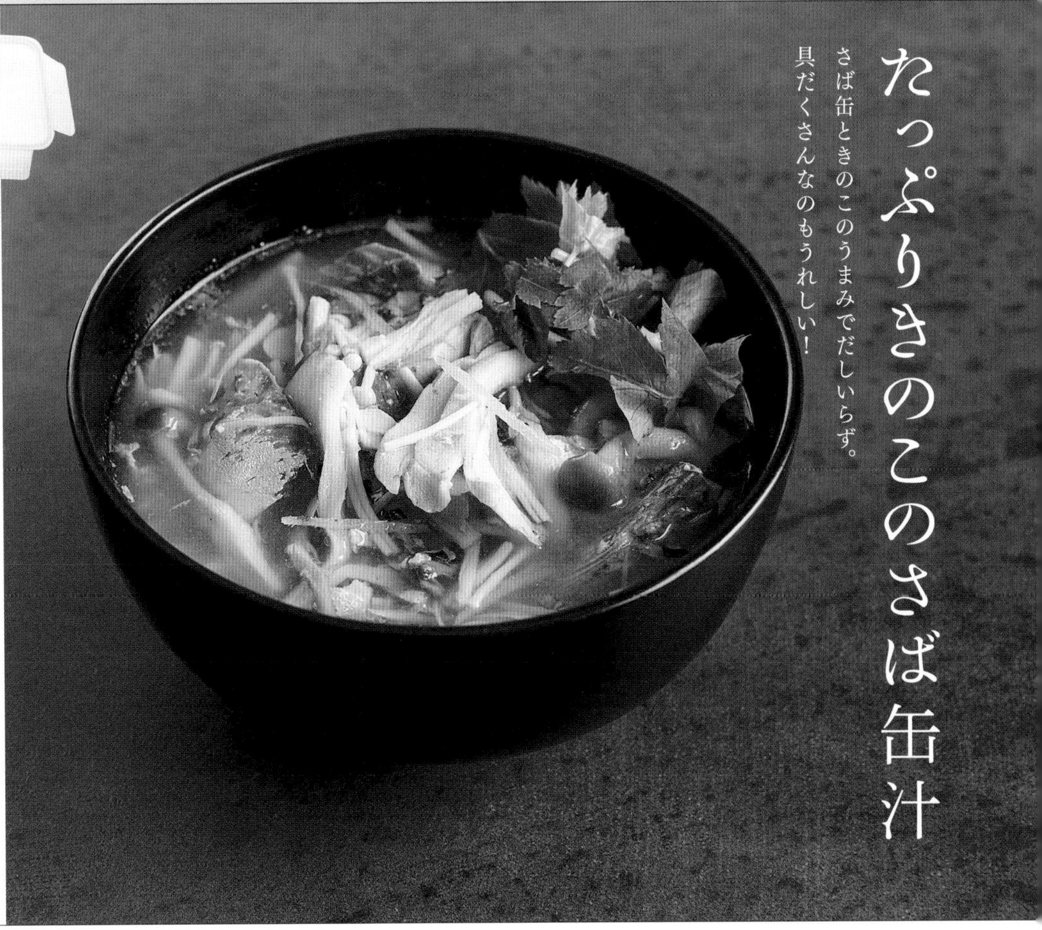

たっぷりきのこのさば缶汁

さば缶ときのこのうまみでだしいらず。
具だくさんなのもうれしい！

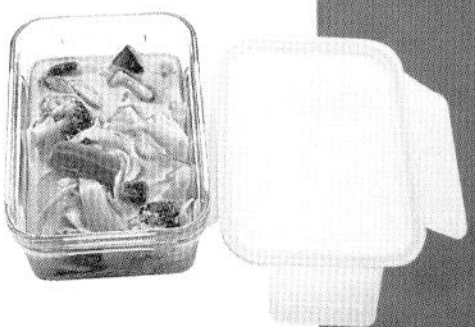

スープだって、たっぷり作っておけば、作りおきになります。
深さのある密閉度の高い保存容器に入れるのがおすすめです。
いただくときは、電子レンジで温めても構いませんが、
量が多いときは、鍋に移したほうが均一に早く温まります。

冷蔵保存**2～3**日

［材料と下準備］ 2～3人分

さば缶（水煮）… 1缶（190g） 血 流
▶身を粗くほぐす（缶汁は取っておく）

えのきたけ … 1/2袋（100g） 腸
▶根元を切り、長さを3等分に切ってほぐす

しめじ … 1/2パック（75g） 腸 血
▶石づきを取ってほぐす

まいたけ … 小1/2パック（50g） 腸
▶食べやすい大きさにほぐす

しょうが … 1かけ
▶せん切りにする

ごま油 … 小さじ1

水 … 600mℓ

みそ … 大さじ2

三つ葉（ざく切り）… 適量

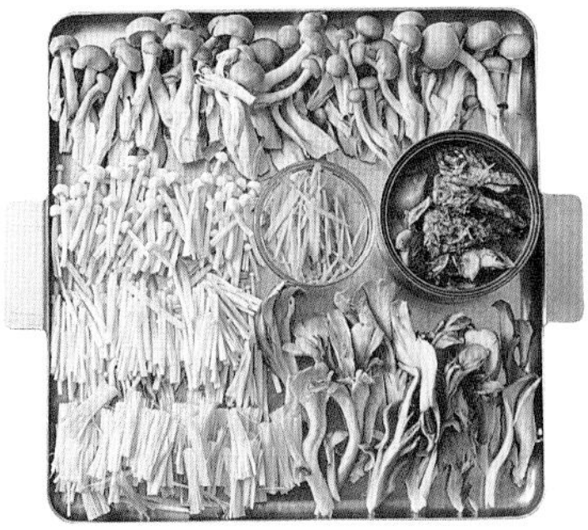

1. 鍋にごま油を中火で熱し、えのきたけ、しめじ、まいたけ、しょうがを炒める。きのこがしんなりとしたら、さば（缶汁ごと）と水を加えて煮立て、弱めの中火で5分ほど煮る。
2. 火を止め、みそを溶き入れる。
3. いただくときに三つ葉をのせる。

保存する場合は2の段階で止めておきます。きのこはしいたけを使ってもおいしいです。

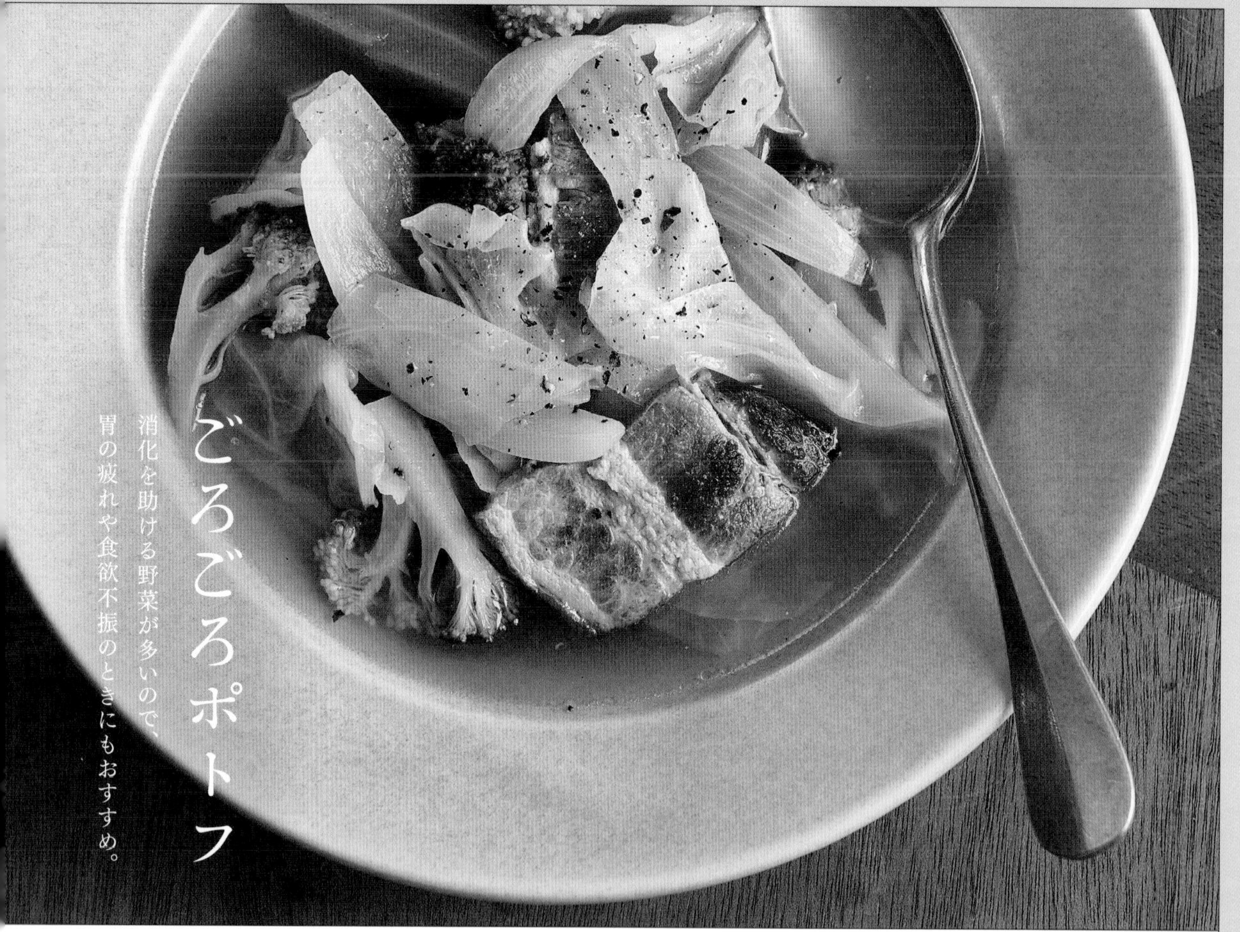

ごろごろポトフ

消化を助ける野菜が多いので、
胃の疲れや食欲不振のときにもおすすめ。

冷蔵保存2〜3日

[材料と下準備] 2〜3人分

ブロックベーコン … 80g
▶厚さ7㎜に切る

キャベツ … 葉3枚（150g） 齢 消
▶ひと口大に切る

にんじん … 1/3本 消
▶6つ割りにする

玉ねぎ … 1/2個
▶6等分のくし形切りにする

ブロッコリー … 1/2株（150g） 齢 消
▶小さめの小房に分ける

A 水 … 600㎖
白ワイン … 大さじ1
塩 … 小さじ1/2

オリーブオイル … 大さじ1
粗びき黒こしょう … 適量

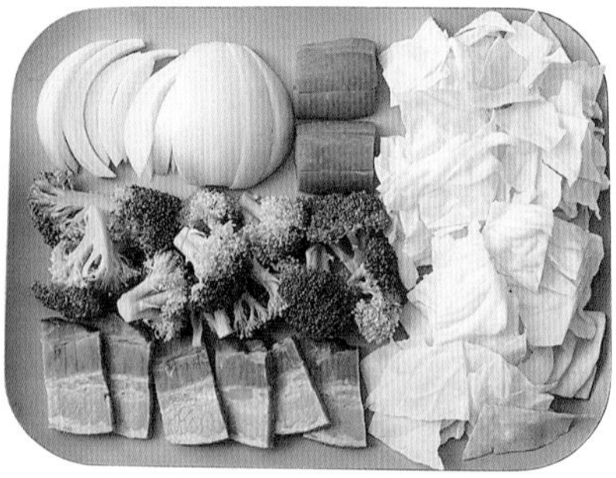

1 鍋にオリーブオイルを弱めの中火で熱し、ベーコンを焼く。焼き色がついたらキャベツ、にんじん、玉ねぎを加えて炒め合わせる。

2 全体に油が回ったらAを加えて煮立て、ふたをして弱火で10分ほど煮る。ブロッコリーを加え、同様にさらに5分ほど煮る。

3 いただくときに粗びき黒こしょうをふる。

保存する場合は2の段階で止めておきます。ベーコンの代わりにウインナソーセージで作っても。

鶏だんごと大根のさっぱりスープ

シンプルながら、どことなく
東南アジア風の軽やかなスープです。

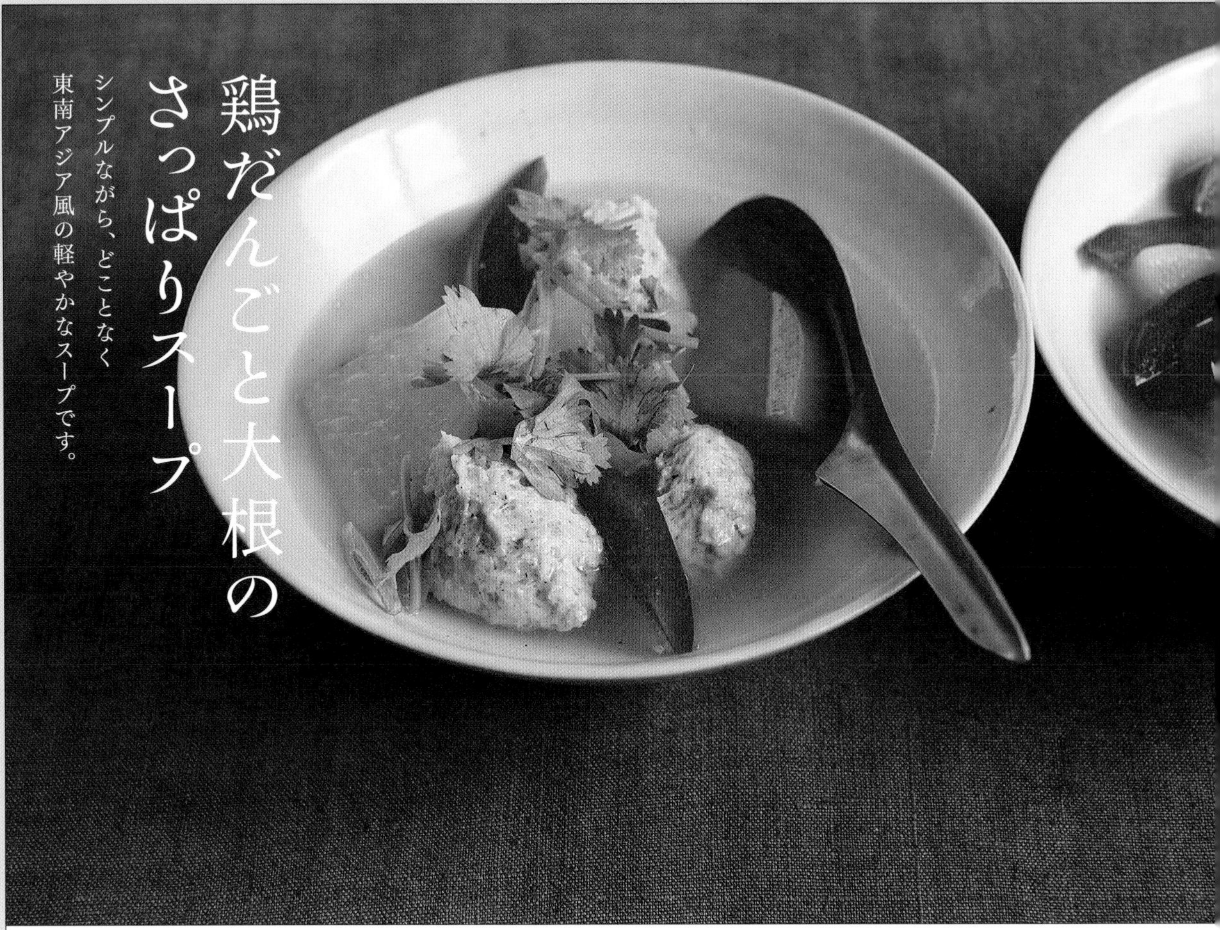

冷蔵保存**2～3**日

[材料と下準備] 2～3人分

鶏だんご
- 鶏ももひき肉 … 150g
- しょうが（すりおろし）… 小さじ1
- 酒 … 小さじ1
- 片栗粉 … 小さじ1
- 塩 … 小さじ1/4

▶均一になるまでよく混ぜ、6等分の目安をつける

大根 … 250g　安　消

▶厚さ1㎝のいちょう切りにする

パプリカ（赤）… 1/4個　安

▶縦に幅1㎝に切ってから斜め半分に切る

A 水 … 600㎖
- 塩 … 小さじ1/2

酢 … 小さじ1～1と1/2

粗びき黒こしょう … 適量

香菜（ざく切り）… 適量

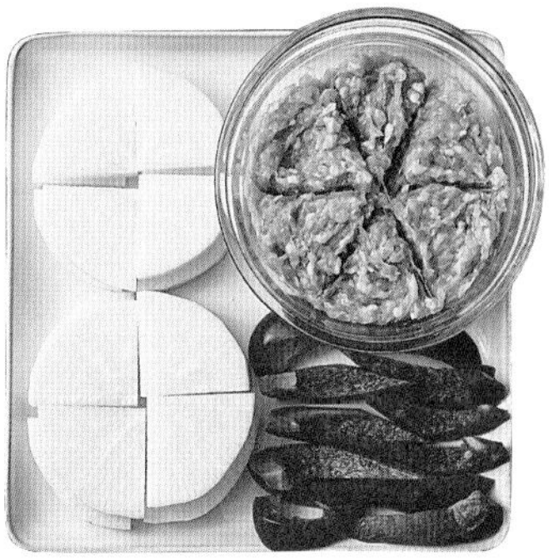

1 鍋に大根とAを入れて中火で煮立て、ふたをして弱火で10分ほど煮る。

2 ふたを取って中火で煮立て、スプーン2本を使い、鶏だんごのたねを1/6量ずつ取って丸めながら加える。再び煮立ったらふたをし、弱火で5分ほど煮る。

3 パプリカと酢を加え、ふたをせずにさっと煮て、粗びき黒こしょうで味を調える。

4 いただくときに香菜を散らす。

保存する場合は**3**の段階で止めておきます。ひき肉は、鶏胸ひき肉で作るとよりあっさりに仕上がります。

みそ
の作りおき

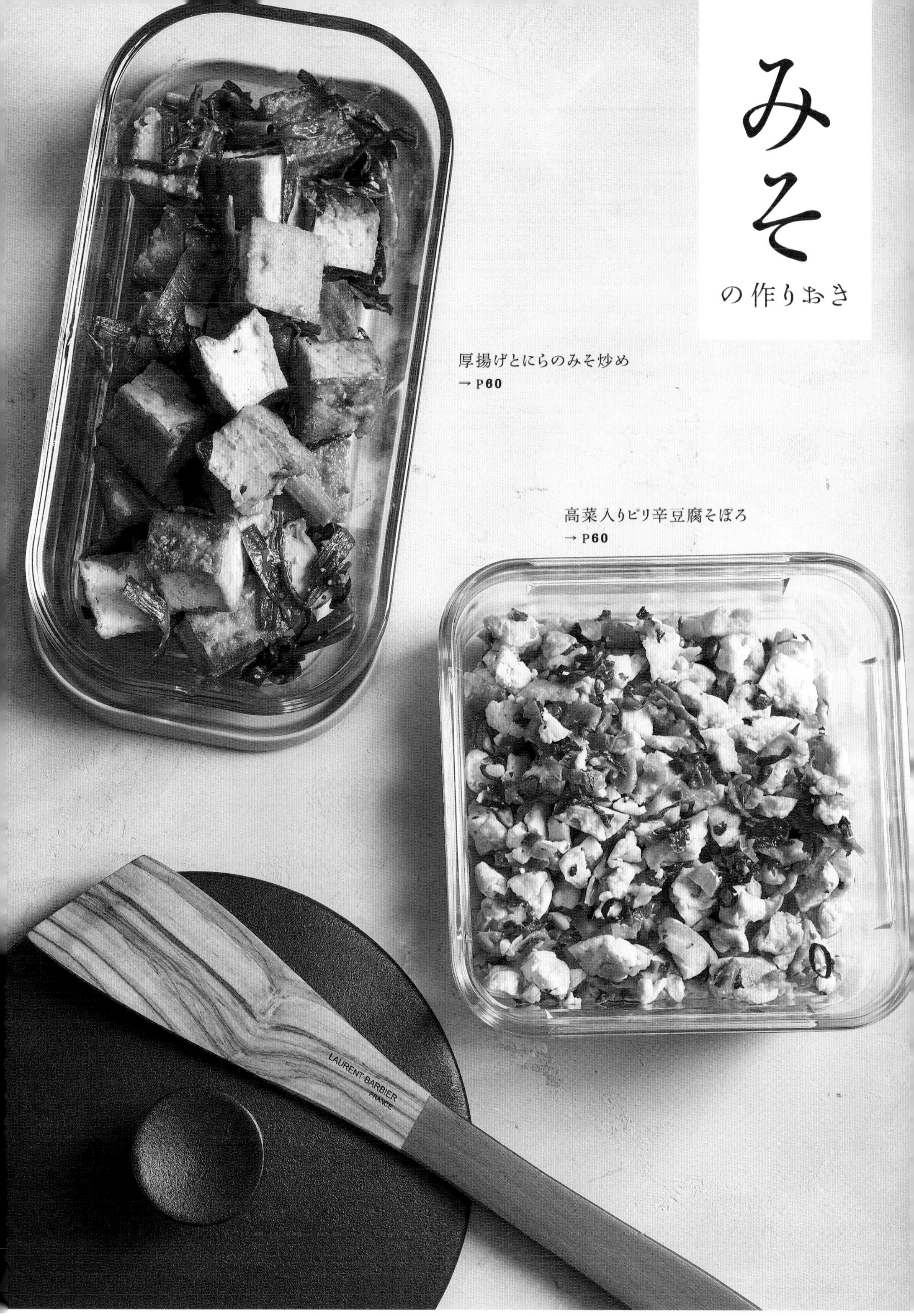

厚揚げとにらのみそ炒め
→ P60

高菜入りピリ辛豆腐そぼろ
→ P60

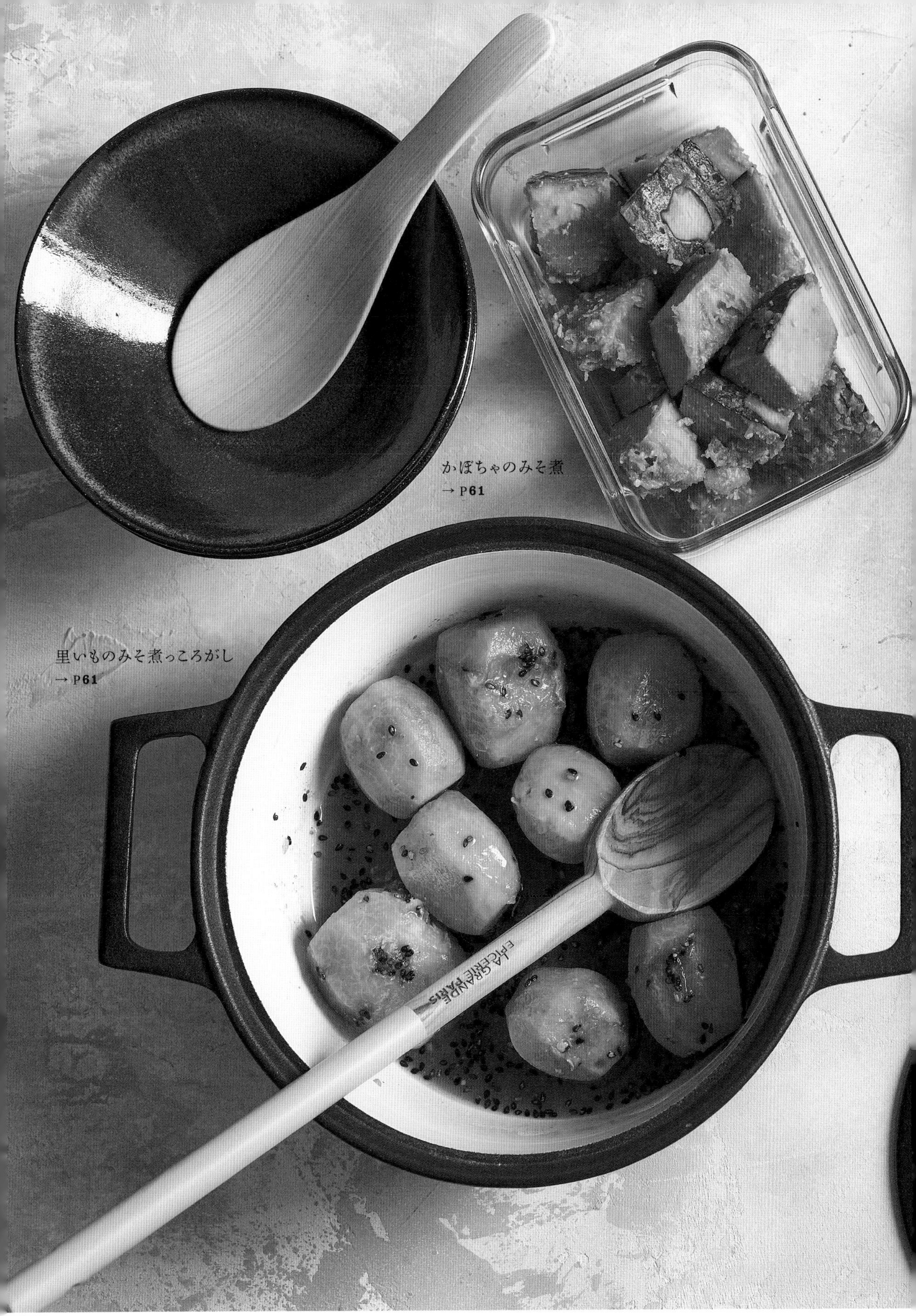

かぼちゃのみそ煮
→ P61

里いものみそ煮っころがし
→ P61

厚揚げとにらのみそ炒め

水分が出にくい厚揚げは作りおき料理で重宝します。

冷蔵保存2〜3日

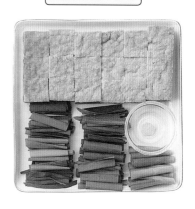

[材料と下準備] 2〜3人分

厚揚げ … 2枚(360g)
▶熱湯をかけて油抜きをし、2.5cm角に切る

にら … 1/2束 温 齢 流
▶長さ4cmに切る

A にんにく(すりおろし) … 少々
みそ … 大さじ1
酒 … 小さじ2
砂糖 … 小さじ2
しょうゆ … 小さじ1
▶混ぜ合わせる

ごま油 … 小さじ1

1 フライパンにごま油を中火で熱し、厚揚げを2〜3分炒める。

2 厚揚げに薄く焼き色がついたら、にらとAを加え、にらがしんなりとするまで炒め合わせる。

にらと同じく、みそは体を温め、血の流れを促してくれる調味料です。冷凍保存はできません。

高菜入りピリ辛豆腐そぼろ

豆腐はしっかり水けを飛ばすのがポイント。保存性が高まり、味も引き締まります。

冷蔵保存3〜4日

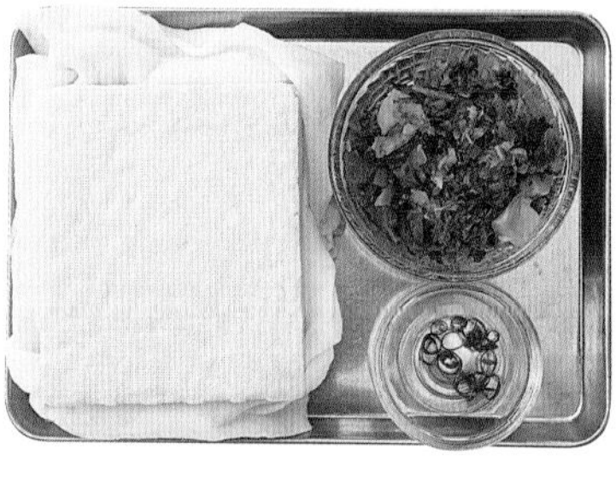

[材料と下準備] 2〜3人分

木綿豆腐 … 1丁(400g) 力 潤
▶ペーパータオルで包んで耐熱皿にのせ、ラップをせずに電子レンジで2分ほど加熱し、ペーパータオルを広げて粗熱をとる

高菜のしょうゆ漬け … 50g
▶粗く刻む

A 赤唐辛子(小口切り) … 1本分
みそ … 小さじ1
酒 … 小さじ1
砂糖 … 小さじ1
▶混ぜ合わせる

ごま油 … 大さじ1

1 フライパンにごま油を強めの中火で熱し、豆腐を少しずつ崩しながら焼き色をつけるように炒める。

2 豆腐がそぼろ状になったら弱めの中火にし、高菜のしょうゆ漬けとAを加えて炒め合わせる。

高菜のしょうゆ漬けは、ほかの青菜漬けや味つきザーサイ、たくあんなどで代用可。冷凍保存はできません。

かぼちゃのみそ煮

電子レンジでささっと作れます。
濃厚な甘みが白いご飯にぴったり。

冷蔵保存**3～4**日

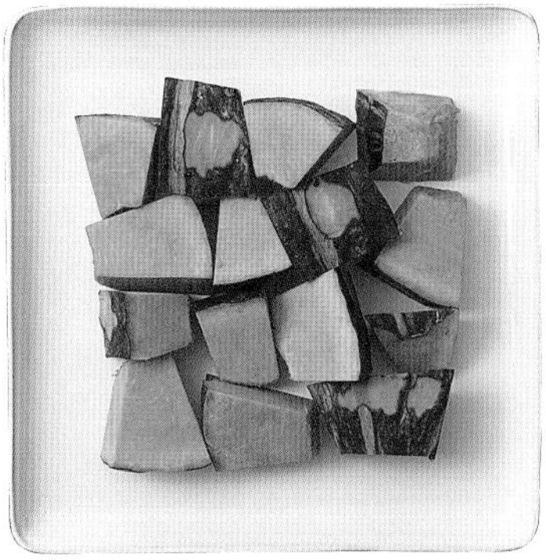

[材料と下準備] 2～3人分

かぼちゃ … 1/4個(300g) 温 力
▶3cm角に切り、皮の一部をそぎ落とす

A 酒 … 大さじ1
みりん … 大さじ1
みそ … 小さじ2
砂糖 … 小さじ1
しょうゆ … 小さじ1/2

1 耐熱容器にAを入れて混ぜ、かぼちゃを加えてさらに混ぜる。ふんわりとラップをして電子レンジで3分ほど加熱し、全体をさっと混ぜて、同様にさらに2分ほど加熱する。

かぼちゃに竹串を刺し、すっと通らない場合は、様子を見ながら追加で加熱してください。

里いものみそ煮っころがし

みそでしっかりとした味つけ。
ごまが食感と風味のアクセントに。

冷蔵保存**3～4**日

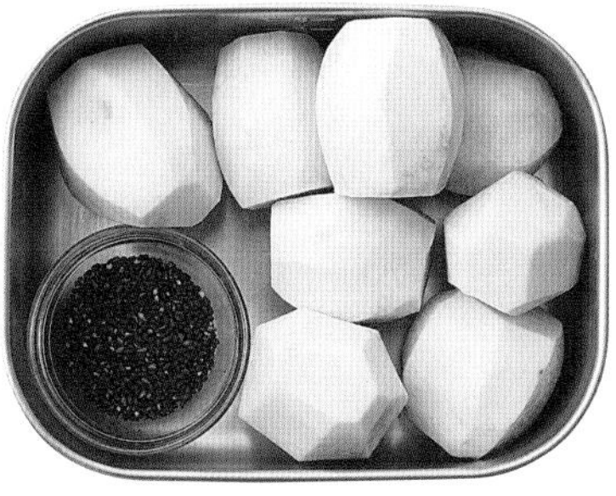

[材料と下準備] 2～3人分

里いも … 8個(400g) 水 腸 消
▶大きいものは縦半分に切る

いりごま(黒) … 小さじ2 腸

A 水 … 300mℓ
みそ … 大さじ1
みりん … 大さじ1
砂糖 … 大さじ1
しょうゆ … 大さじ1/2

1 鍋にAを入れて混ぜ、里いもを加えて中火で煮立て、落としぶたをして弱火で20分ほど煮る。

2 落としぶたを取り、中火にして、ときどき混ぜながら10分ほど煮詰める。煮汁が1/4量ほどになったら、いりごまを加えてさっと混ぜる。

豚汁にアレンジしてもOK。鍋にごま油小さじ1、長さ3cmに切った豚バラ薄切り肉60g、斜め切りにした長ねぎ1/2本分を入れて炒め、だし汁400mℓを加えて煮立て、「里いものみそ煮っころがし」1/2量とみそ大さじ1～1と1/2を加えます。[2人分]

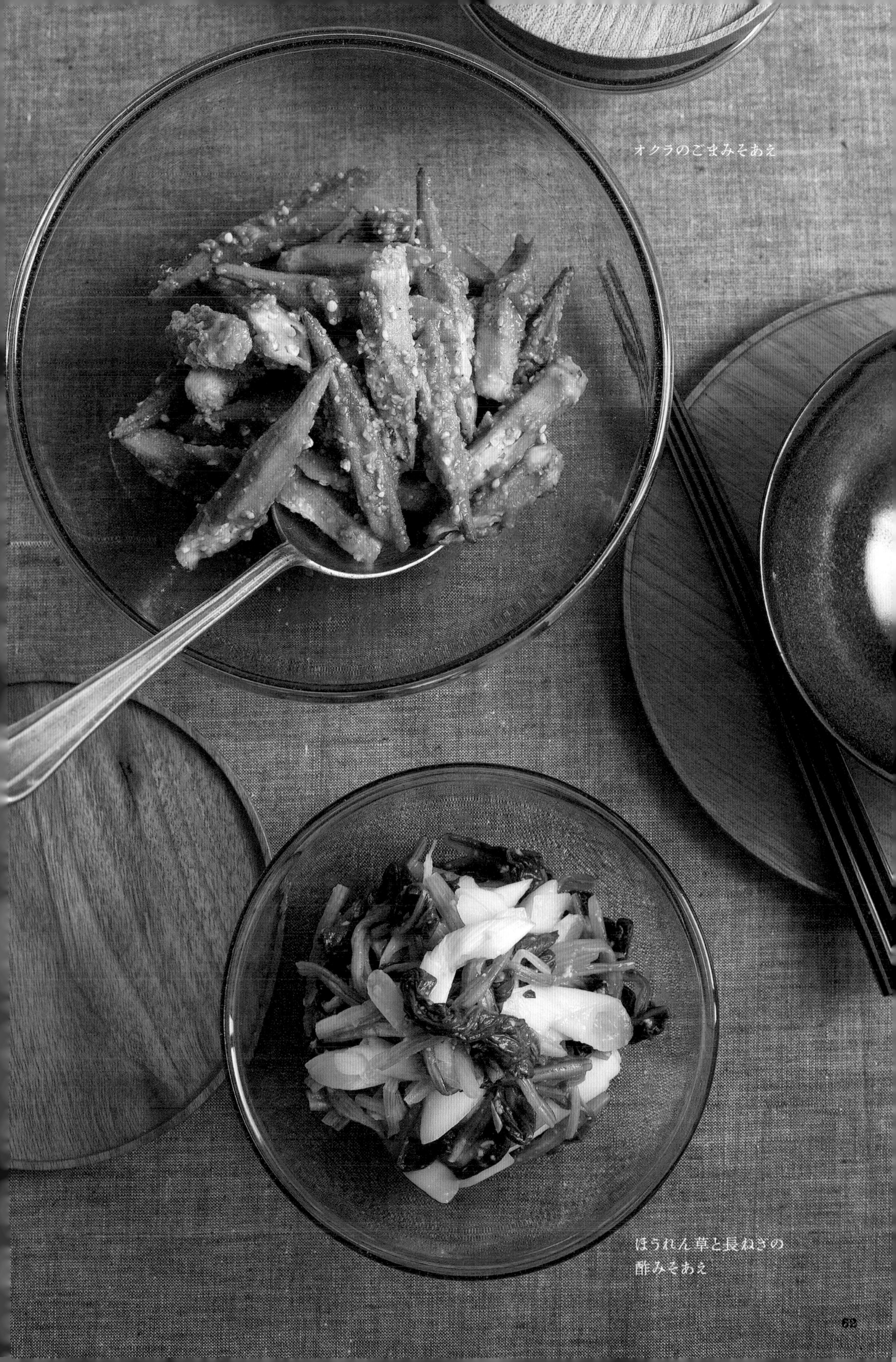

オクラのごまみそあえ

ほうれん草と長ねぎの
酢みそあえ

みそ
砂糖
みりん
塩

オクラのごまみそあえ

レンジ調理だとオクラが水っぽくならず、保存しても味がぼやけにくくなります。

冷蔵保存**3～4**日

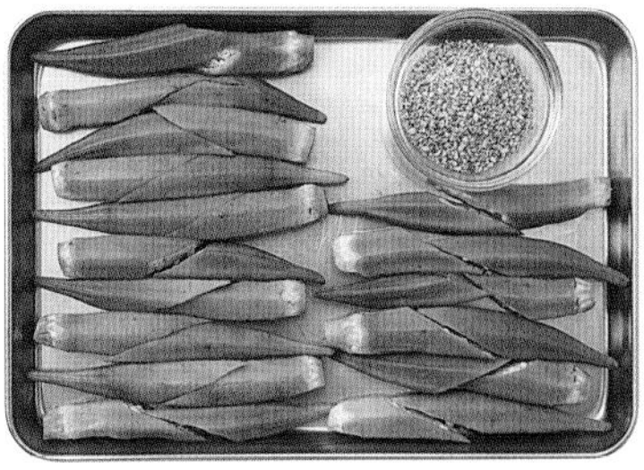

[材料と下準備] 2～3人分

オクラ … 16本 潤 腸 消

▶がくをむき、塩適量をふってこすり、塩を洗い流す。耐熱皿にのせ、ふんわりとラップをして電子レンジで1分ほど加熱し、粗熱がとれたらペーパータオルで水けを拭いて斜め半分に切る

すりごま(白) … 大さじ1 潤 腸

A みそ … 大さじ1と1/2
砂糖 … 小さじ2
みりん … 大さじ1/2

1 ボウルにAを入れて混ぜ、オクラとすりごまを加えてさらに混ぜる。

炒めものにアレンジしてもおいしいです。フライパンにごま油小さじ1と豚こま切れ肉80gを入れて炒め、みそ大さじ1/2、しょうゆ・砂糖各小さじ1/2を加え、さらに「オクラのごまみそあえ」1/2量を加えてさっと炒め合わせればOK。[2人分]

みそ
砂糖
酢

ほうれん草と長ねぎの酢みそあえ

さっぱりとした味で、箸休めとして重宝します。

冷蔵保存**3～4**日

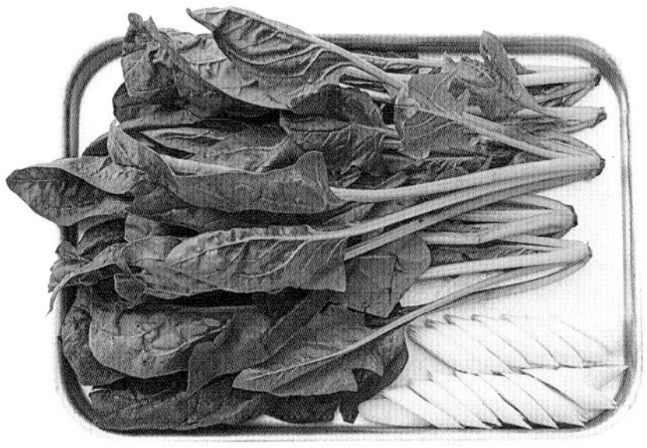

[材料と下準備] 2～3人分

ほうれん草 … 1束(200g) 潤 腸 血

長ねぎ … 1/2本

▶幅1cmの斜め切りにする

A みそ … 大さじ1
砂糖 … 小さじ2
酢 … 小さじ1

1 鍋に湯を沸かし、長ねぎを30秒ほどゆでて網じゃくしなどですくってざるに取り出し、水けをきる。同じ湯でほうれん草を1分ほどゆでで、冷水に取って冷まし、水けをよく絞って長さ4cmに切る。

2 ボウルにAを入れて混ぜ、1を加えてさらに混ぜる。

ほうれん草だけ、または長ねぎだけで作ってもおいしいです。

ヨーグルトみその漬けもの

独特の酸味と風味がおいしい即席漬けものです。
さまざまな野菜で作れます。お酒のあてにも。

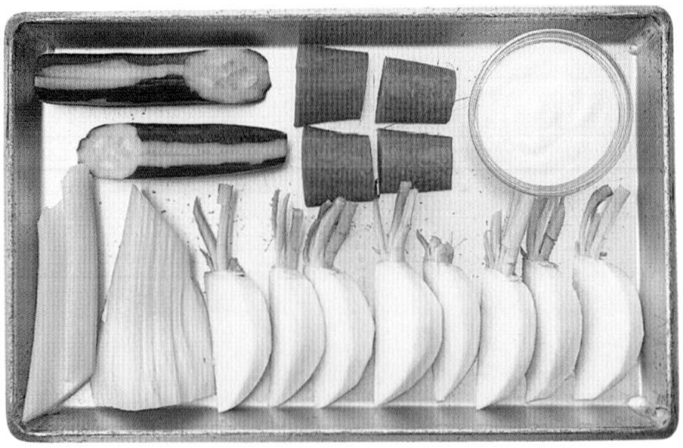

冷蔵保存**3～4**日

[材料と下準備] 作りやすい分量

きゅうり … 1本 潤
▶ピーラーで縦に3か所ほど皮をむき、長さを斜め半分に切る

にんじん … 1/2本 消
▶縦半分に切ってから長さを半分に切る

セロリの茎 … 1/2本
▶長さを斜め半分に切る

かぶ … 1個 消
▶茎は3cmほど残し、8等分のくし形切りにする

プレーンヨーグルト（無糖）… 100g 潤 腸

みそ … 100g

1 ジッパーつき保存袋にすべての材料を入れてもむ。袋の空気を抜いて口を閉じ、冷蔵室で3時間以上おく。

2 いただくときに野菜はヨーグルトみそをぬぐい、それぞれ食べやすい大きさに切る。

[ほかの野菜で作るときは]

- 食感のある野菜がおすすめです。たとえばパプリカ（4等分に切る）、ラディッシュ（半分に切る）、白菜の軸（食べやすい大きさに切る）など。
- 大根やにんじんのように硬いものは、ある程度小さく切ってから漬けることで味が入りやすくなります。幅2～3cmのいちょう切りや半月切りにしてから漬けて、食べるときに薄切りにしましょう。
- レタス、水菜、トマトなど、水分が多く、やわらかい野菜は不向きです。
- 変わり種としてはアボカド。縦半分に切って皮と種を取り除き、3時間以上漬けてください。

保存する場合は1の段階で止めておきます。水分の少ないにんじんは、ひと晩以上漬けるとより味がなじみます。

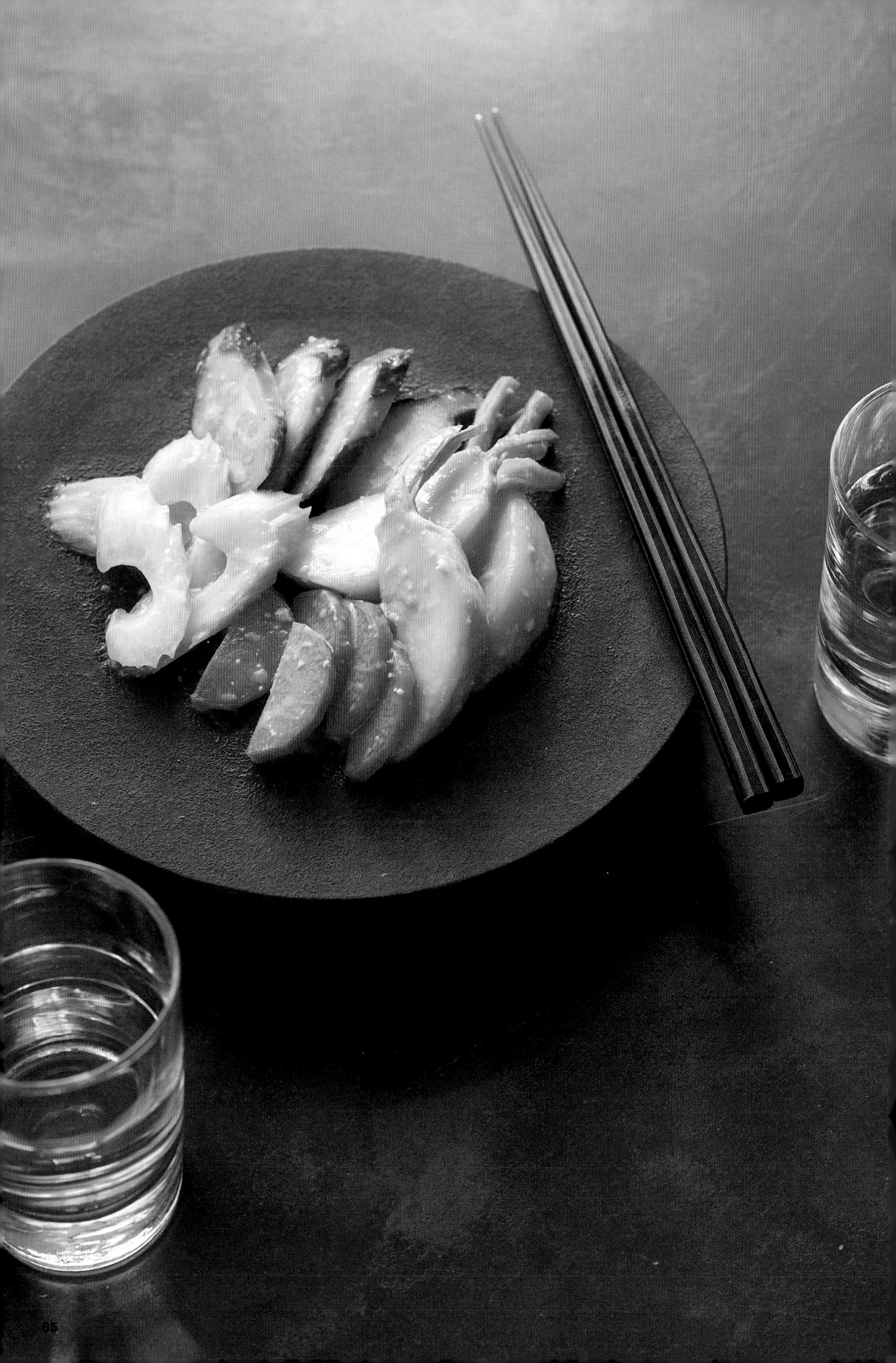

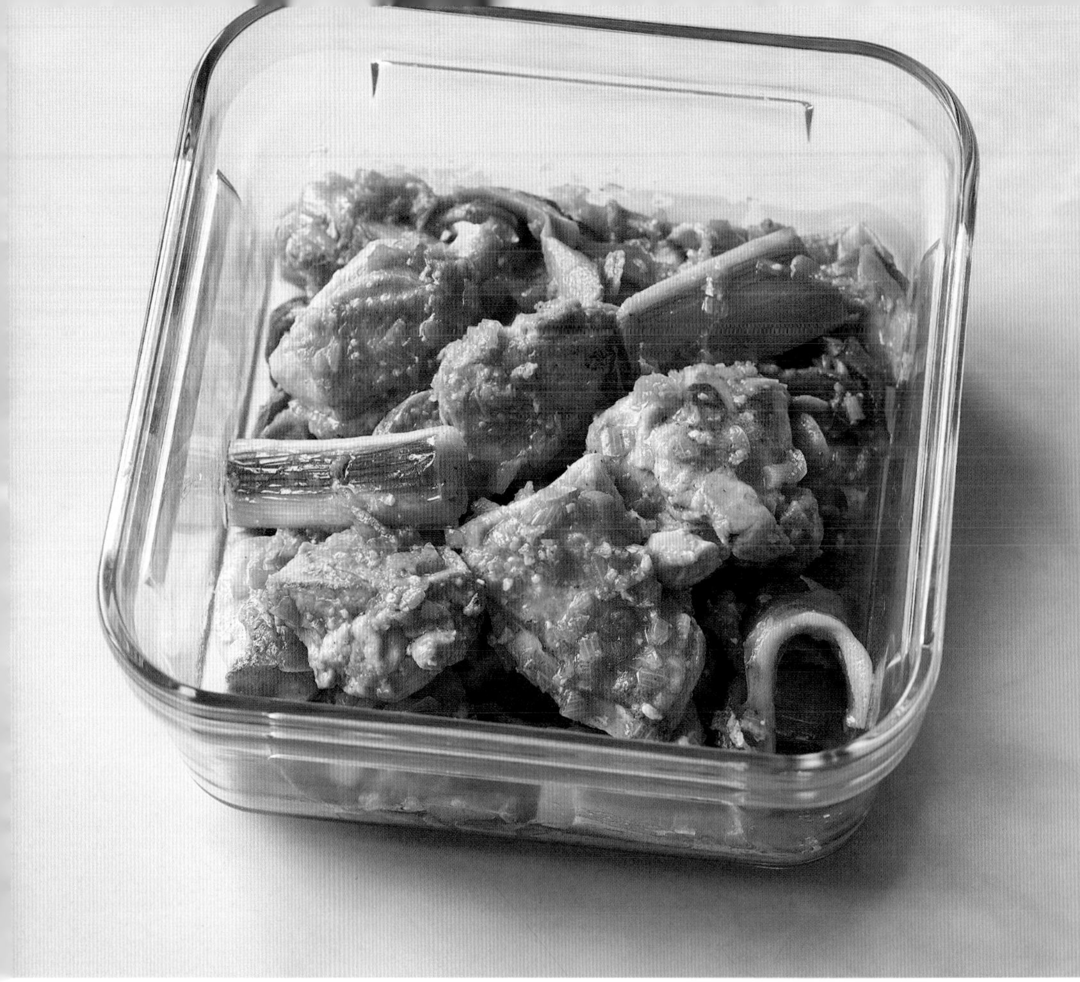

ねぎみそチキン

みじん切りの長ねぎがおいしさを長持ちさせるポイント。味がよくからみます。

冷蔵保存**3〜4**日

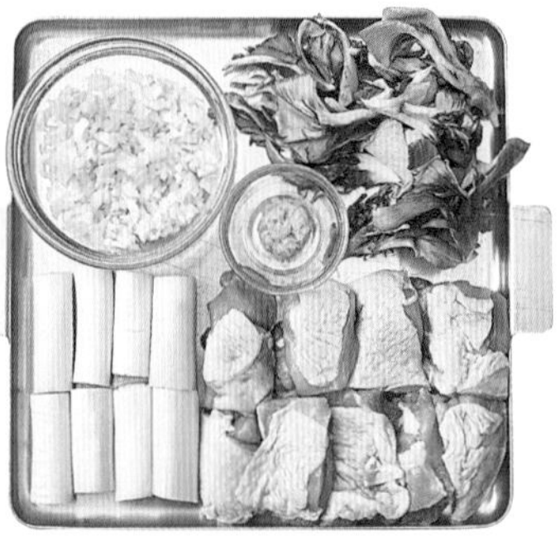

［材料と下準備］ 2〜3人分

鶏もも肉 … 1枚（300g） 温 力
▶余分な脂肪を取り除き、厚みのある部分は切り込みを入れて厚みを均一にし、9等分に切る

長ねぎ … 1本+1/2本 温 免
▶1本は長さ5㎝に切り、1/2本はみじん切りにする

まいたけ … 1/2パック（75g） 力
▶食べやすい大きさにほぐす

A しょうが（すりおろし）… 小さじ1 免
　みそ … 大さじ1
　みりん … 大さじ1
　しょうゆ … 小さじ1
▶混ぜ合わせる

ごま油 … 大さじ1/2

1 フライパンにごま油を中火で熱し、鶏肉の皮目を下にして入れ、あいているところに長さ5㎝に切った長ねぎを加えて3分ほど焼く。それぞれ上下を返し、まいたけを加え、ふたをして中火のまま3分ほど蒸し焼きにする。

2 鶏肉に火が通ったらふたを取り、みじん切りにした長ねぎとAを加えて、全体になじむまで炒め合わせる。

長ねぎの白い部分は冷えからくる風邪の生薬としても使われているので、免疫力を高めたい方にも。

鶏胸肉と白菜のみそクリーム煮

温かいご飯やパスタにのせてもたまらないおいしさ！

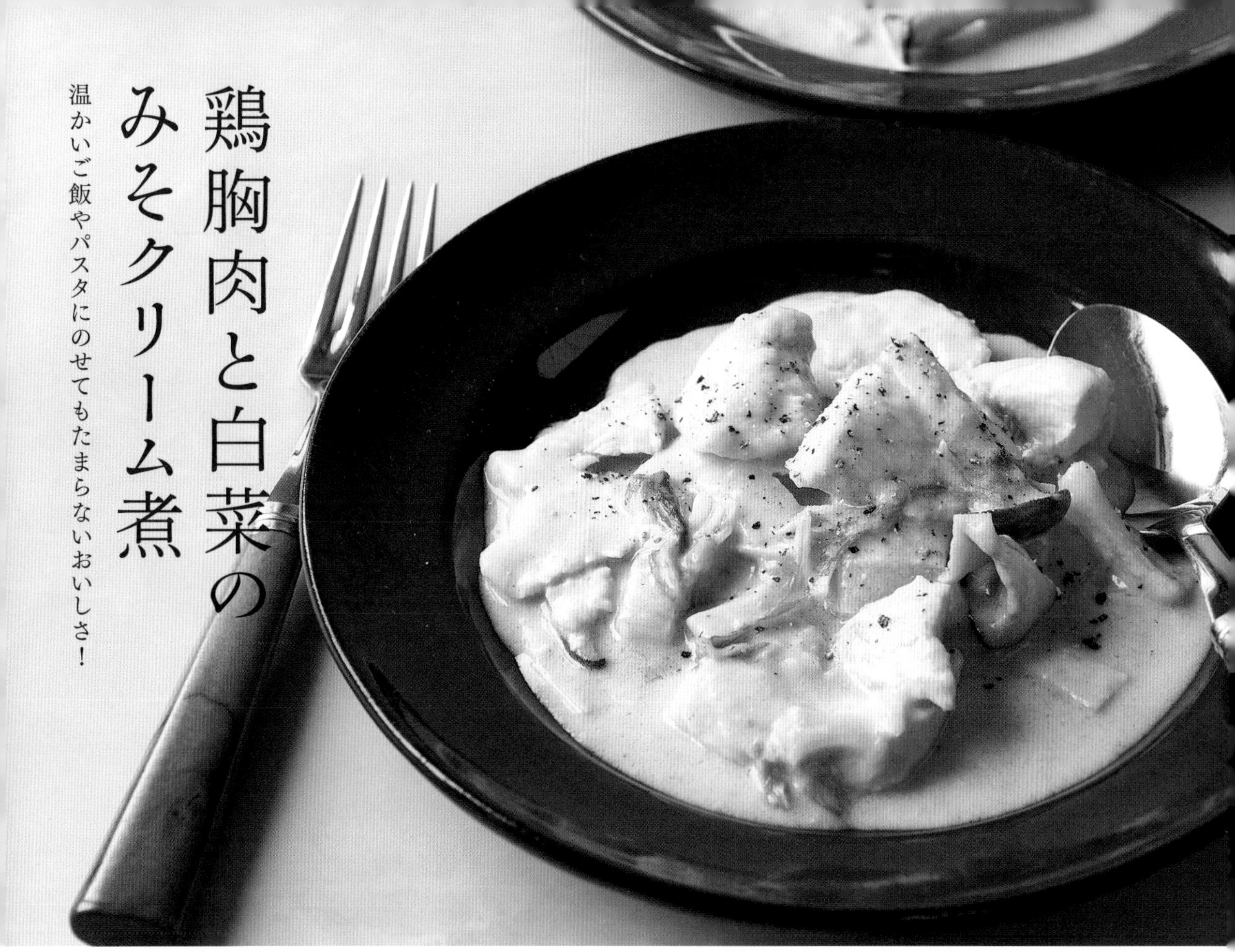

みそ

塩

こしょう

冷蔵保存**3〜4**日

［材料と下準備］ 2〜3人分

鶏胸肉 … 1枚（300g）
▶皮があれば取り除き、縦半分に切ってから厚さ1㎝のそぎ切りにする。塩ひとつまみをふり、小麦粉大さじ1/2をまぶす

白菜 … 葉小2枚（100g） 腸 消
▶縦半分に切ってから横に幅1.5㎝に切る

エリンギ … 1本 潤
▶縦半分に切って長さを半分に切り、さらに縦に幅5㎜に切る

A ピザ用チーズ … 15g 腸
　牛乳 … 100㎖ 腸

オリーブオイル … 小さじ1

バター … 15g

小麦粉 … 大さじ1と1/2

水 … 100㎖

みそ … 大さじ1

粗びき黒こしょう … 適量

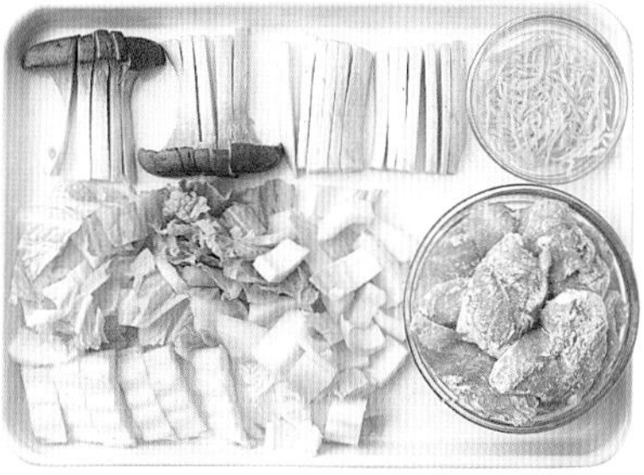

1 フライパンにオリーブオイルを中火で熱し、鶏肉を焼いて、両面に焼き色がついたら取り出す。

2 1のフライパンにバターを中火で溶かし、白菜とエリンギを炒める。しんなりとしたら火を止め、小麦粉をふり入れて粉っぽさがなくなるまでなじませる。水を2〜3回に分けて加え、そのつどよく混ぜる。

3 鶏肉を戻し入れ、みそを加えて中火で煮立て、弱めの中火で3分ほど煮る。Aを加え、とろみがつくまで混ぜながら煮る。

4 いただくときに粗びき黒こしょうをふる。

 保存する場合は3の段階で止めておきます。牛乳の代わりに豆乳でも大丈夫ですが、煮立たせないように温めてください。

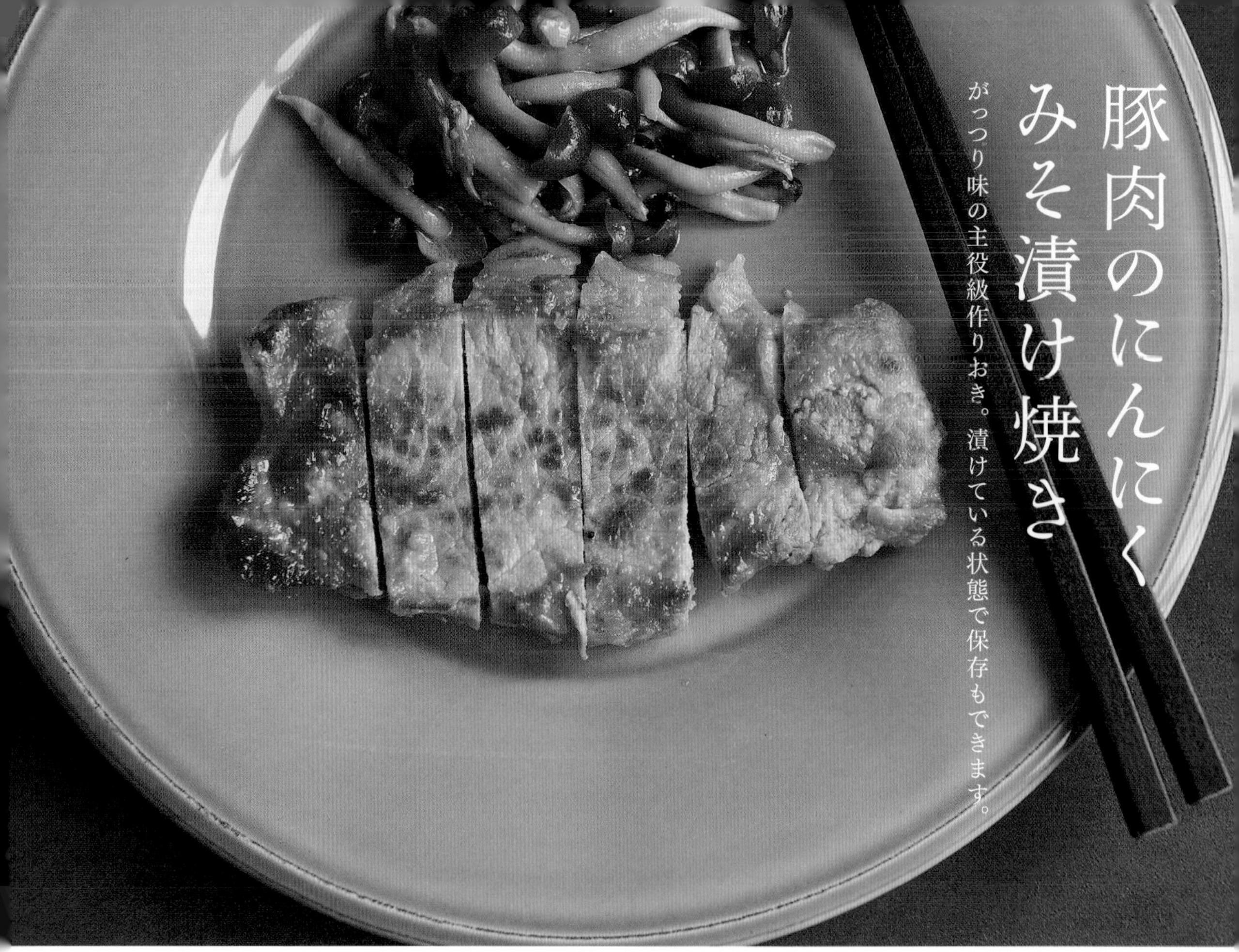

豚肉のにんにくみそ漬け焼き

がっつり味の主役級作りおき。漬けている状態で保存もできます。

冷蔵保存**3〜4**日

［材料と下準備］4人分

A 豚ロース厚切り肉（とんかつ用）
…4枚（400g）
▶筋切りをする
にんにく（すりおろし）… 小さじ1/2
みそ… 50g
酒… 大さじ2
みりん… 大さじ2
砂糖… 大さじ1
▶ジッパーつき保存袋に豚肉以外の材料を入れて混ぜ、豚肉を加えてもみ込み、袋の空気を抜いて口を閉じ、冷蔵室で1時間ほどおく

しめじ … 1/2パック（75g） 腸 血
▶石づきを取ってほぐす

サラダ油 … 小さじ1

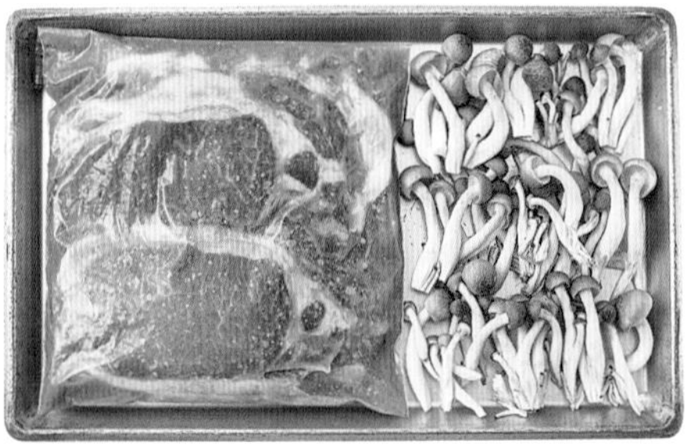

1 フライパンにサラダ油を強めの中火で熱し、Aの豚肉を1分30秒ほど焼く。焼き色がついたら上下を返し、しめじを加えてふたをし、弱火で3分ほど蒸し焼きにする。

2 豚肉に火が通ったらふたを取り、豚肉のみを取り出す。さらに中火でしめじがしんなりとするまで炒める。

豚肉を焼くときに汁けを拭き取る必要はありません。保存するときは食べやすい大きさに切っておくと、いただくときに手軽です。また、みそに漬けた状態で冷蔵室で1日ほど保存可能。冷凍保存もできます。

豚みそトマト肉じゃが

トマトの酸味がアクセントになって、食べごたえがありつつもあと味はさっぱり。

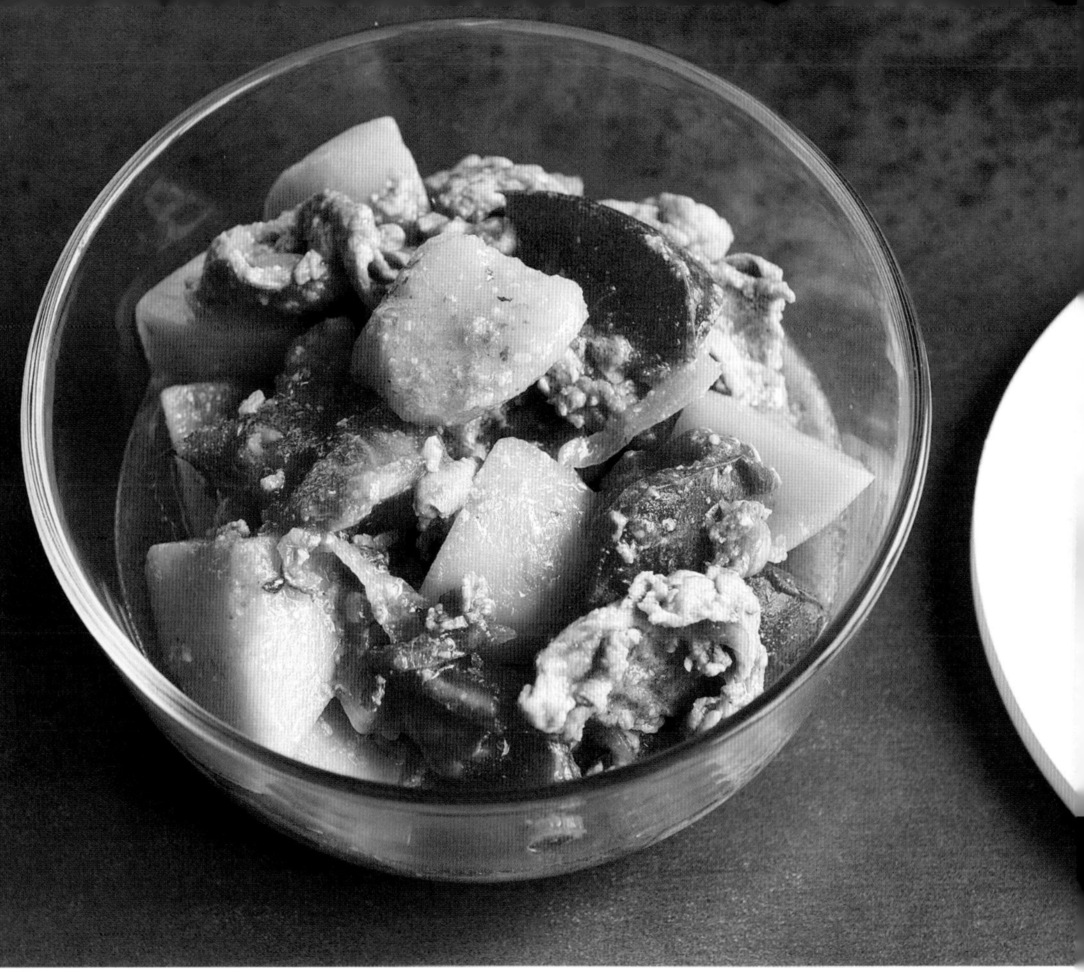

みそ
酒
みりん
砂糖
しょうゆ

冷蔵保存**3～4**日

［材料と下準備］ 2～3人分

豚こま切れ肉 … 150g 潤
▶大きい場合は食べやすい長さに切る

じゃがいも … 2個（300g） 消
▶8等分に切る（水にさらさない）

玉ねぎ … 1/4個 安 消
▶薄切りにする

トマト … 大1個 安 潤 消
▶8等分のくし形切りにしてから斜め半分に切る

A みそ … 大さじ1
酒 … 大さじ1
みりん … 大さじ1
砂糖 … 大さじ1/2
しょうゆ … 小さじ1

サラダ油 … 小さじ1
だし汁 … 150mℓ
みそ … 大さじ1

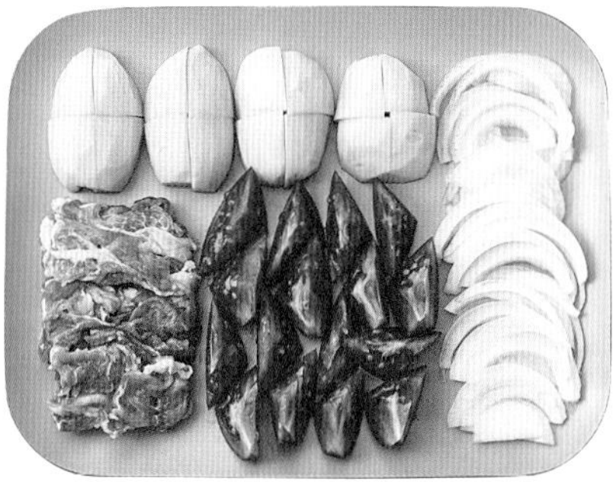

1 鍋にサラダ油を中火で熱し、豚肉を炒める。半分ほど色が変わったら、じゃがいもと玉ねぎを加えて炒め合わせる。

2 全体に油が回ったら、だし汁を加えて強火で煮立て、あくが出たら取る。**A**を加えて混ぜ、落としぶたをして弱火で7分ほど煮る。

3 みそを溶き入れ、落としぶたをせずに弱めの中火で4～5分煮る。じゃがいもがやわらかくなったらトマトを加え、さらに1～2分煮る。

 トマトは夏の胃薬ともいわれ、じゃがいもと玉ねぎも胃の調子を整える食材なので、食欲不振の方にも。冷凍保存はできません。

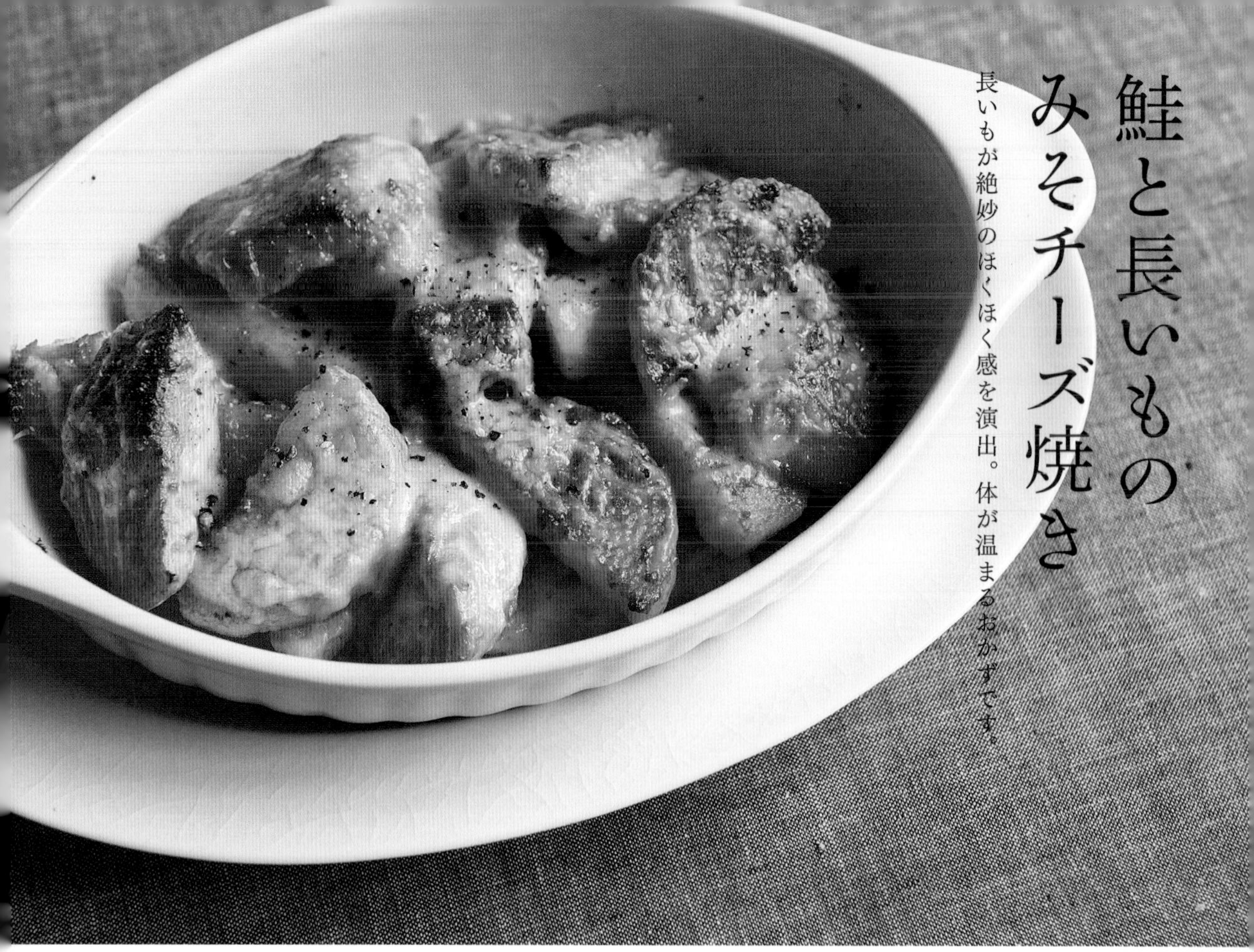

鮭と長いものみそチーズ焼き

長いもが絶妙のほくほく感を演出。体が温まるおかずです。

冷蔵保存**3〜4**日

［材料と下準備］ 2〜3人分

生鮭（切り身）… 2切れ　温 力 血
▶塩ひとつまみをふって冷蔵室で10分ほどおき、ペーパータオルで水けを拭いて5等分に切る

長いも … 6㎝（150g）　力
▶厚さ1㎝の半月切りにする

ピザ用チーズ … 15g

A にんにく（すりおろし）… 少々
酒 … 大さじ1
みりん … 大さじ1
みそ … 大さじ1/2
しょうゆ … 小さじ1/2
▶混ぜ合わせる

ごま油 … 大さじ1/2
粗びき黒こしょう … 適量

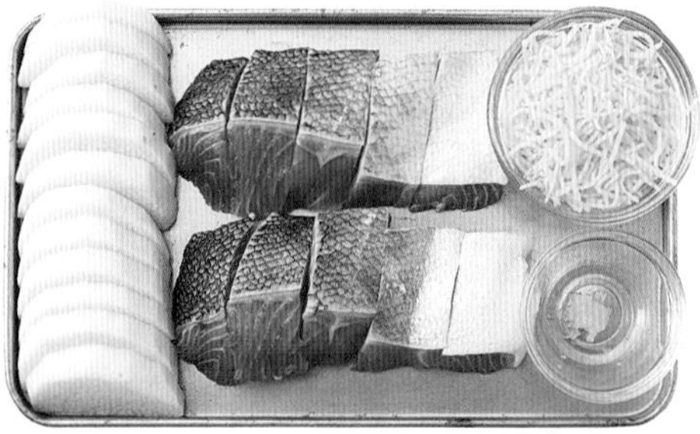

1 フライパンにごま油を中火で熱し、鮭と長いもを入れて、片面を1〜2分ずつ焼く。それぞれ両面に焼き色がついたら火を止め、**A**を加える。弱めの中火で熱し、汁けがなくなるまで炒め合わせる。

2 耐熱容器に**1**を入れ、ピザ用チーズを散らす。オーブントースター（または230℃に予熱したオーブン）で表面に焼き色がつくまで5〜6分焼き、粗びき黒こしょうをふる。

サラダにアレンジしてもおいしいです。ボウルに鮭の皮と骨を取り除いて粗くつぶした「鮭と長いものみそチーズ焼き」1/2量、マヨネーズ大さじ1〜1と1/2、酢小さじ1/4を入れて混ぜ、塩・粗びき黒こしょう各適量で味を調えます。［1人分］

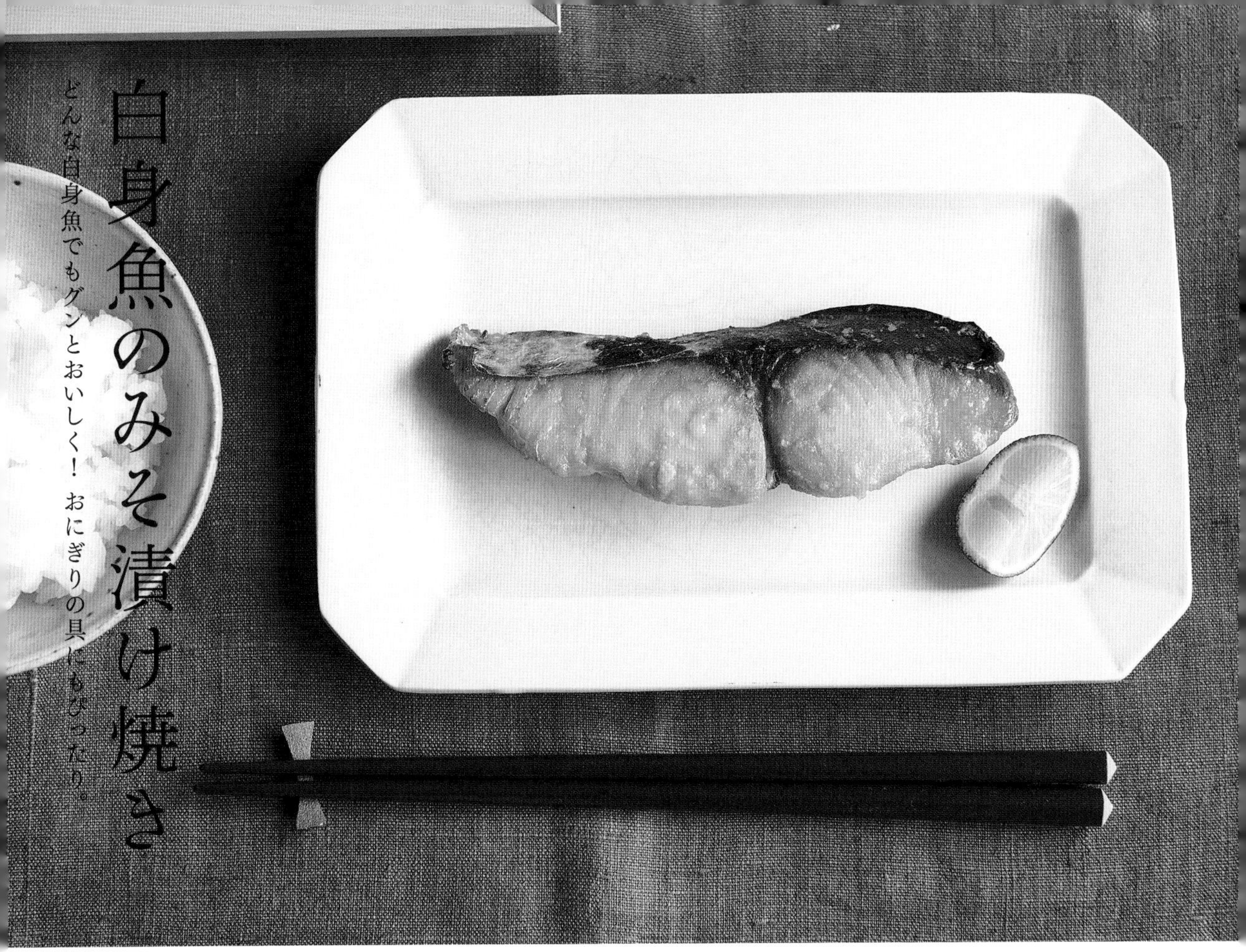

白身魚のみそ漬け焼き

どんな白身魚でもグンとおいしく！　おにぎりの具にもぴったり。

みそ
みりん
酒
砂糖
塩

冷蔵保存**3～4**日

［材料と下準備］ 4人分

A さわら（切り身）… 4切れ　カ
 ▶塩ふたつまみをふって冷蔵室で10分ほどおき、ペーパータオルで水けを拭く
 みそ … 大さじ2
 みりん … 大さじ2
 酒 … 大さじ2
 砂糖 … 大さじ1
 ▶ジッパーつき保存袋にさわら以外の材料を入れて混ぜ、さわらを加えてなじませ、袋の空気を抜いて口を閉じ、冷蔵室でひと晩おく

サラダ油 … 小さじ1
すだち … 適量
 ▶縦半分に切ってから横半分に切る

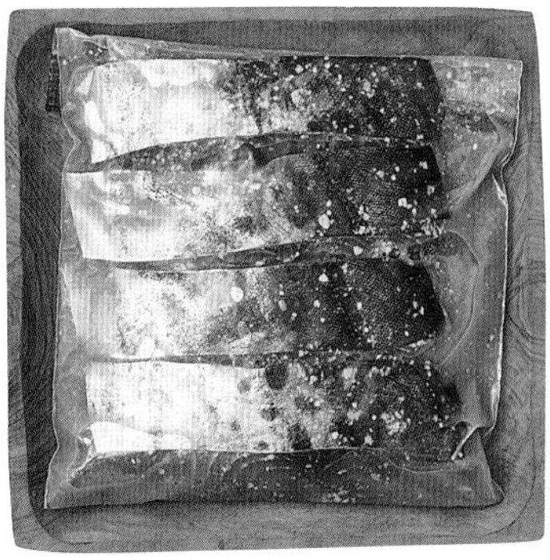

1. Aのさわらを保存袋から取り出し、ペーパータオルで汁けを拭く。
2. 魚焼きグリルの網にサラダ油を塗って中火で熱し、さわらをのせて6～7分焼く。上下を返し、さらに6～7分焼いて両面に焼き色をつける。
3. いただくときにすだちを添えて搾る。

保存する場合は2の段階で止めておきます。生だらや生鮭でも構いません。
魚焼きグリルは片面焼きを使用。両面焼きの場合は様子を見ながら焼いて、加熱時間を調節してください。

column
3

あると便利な冷凍ご飯

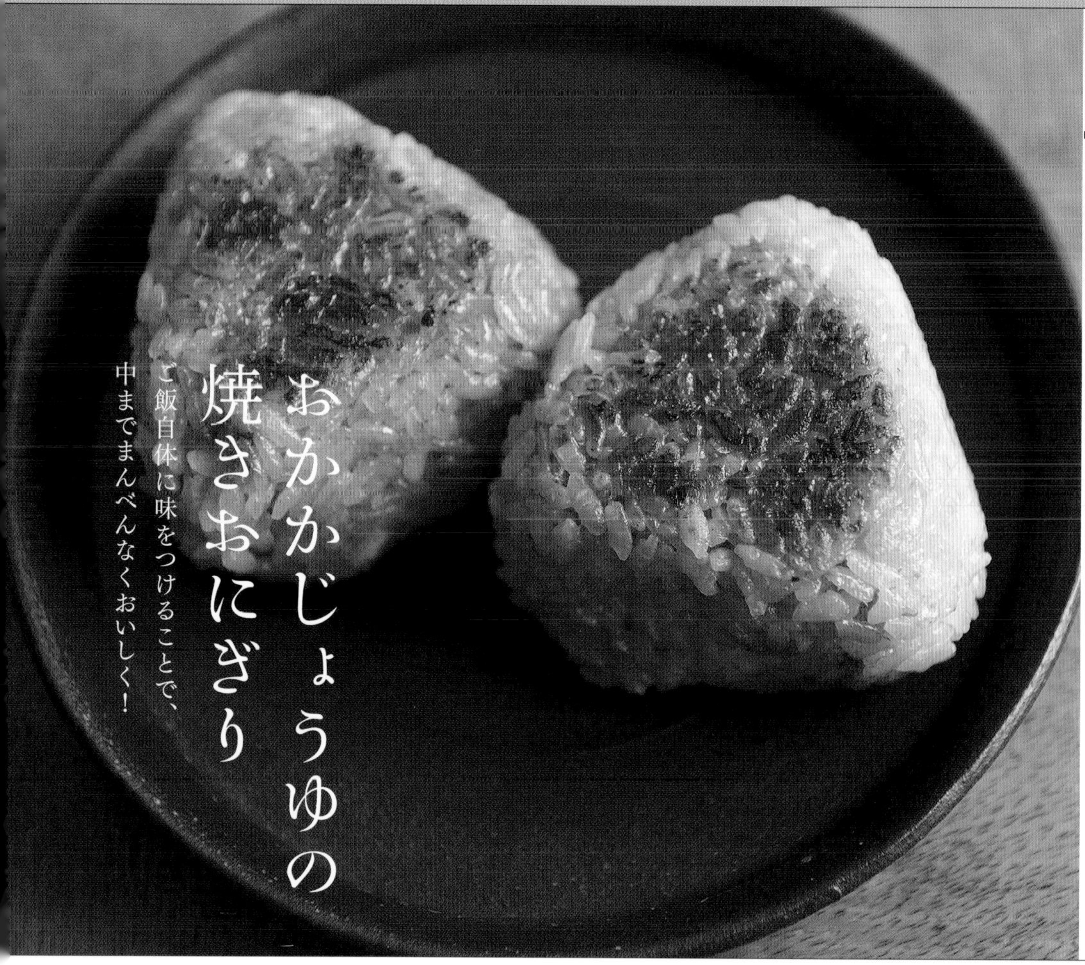

おかかじょうゆの焼きおにぎり

ご飯自体に味をつけることで、中までまんべんなくおいしく!

冷凍保存**2～3**週間

[材料と下準備] 8個分

白米 … 2合(300g) カ 消

▶といで30分ほど水に浸し、ざるに上げて水けをきる

A 削り節 … 3g
しょうゆ … 大さじ1
塩 … 小さじ1/4

B しょうゆ … 大さじ1/2
みりん … 大さじ1/2

▶混ぜ合わせる

ごま油 … 小さじ2

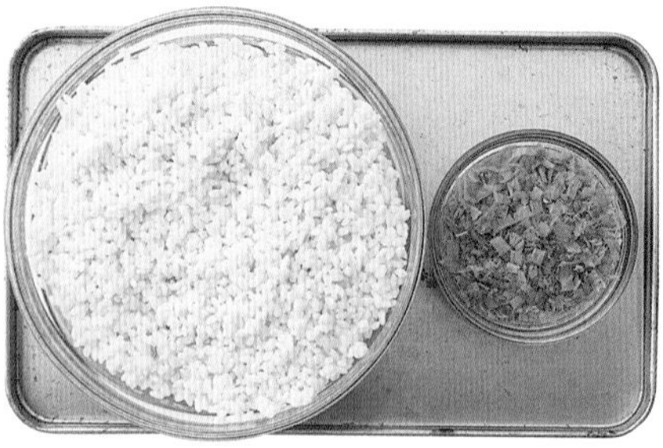

1 炊飯器の内がまに米と**A**を入れ、2合の目盛りのところまで水適量(分量外)を加えてさっと混ぜ、普通に炊く。

2 炊き上がったら8等分にして三角形のおにぎりを作り、はけで片面に**B**を塗る。

3 フライパンにごま油を弱めの中火で熱し、**2**の**B**を塗った面を下にして入れ、もう片面にもはけで**B**を塗る。焼き色がついたら上下を返し、さらに焼き色がつくまで焼く。

おにぎりは好みの形で構いませんが、形が崩れないようにきつめに握ってください。

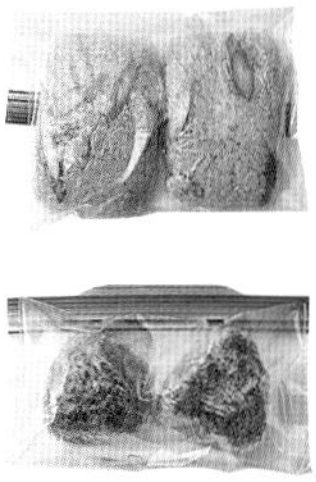

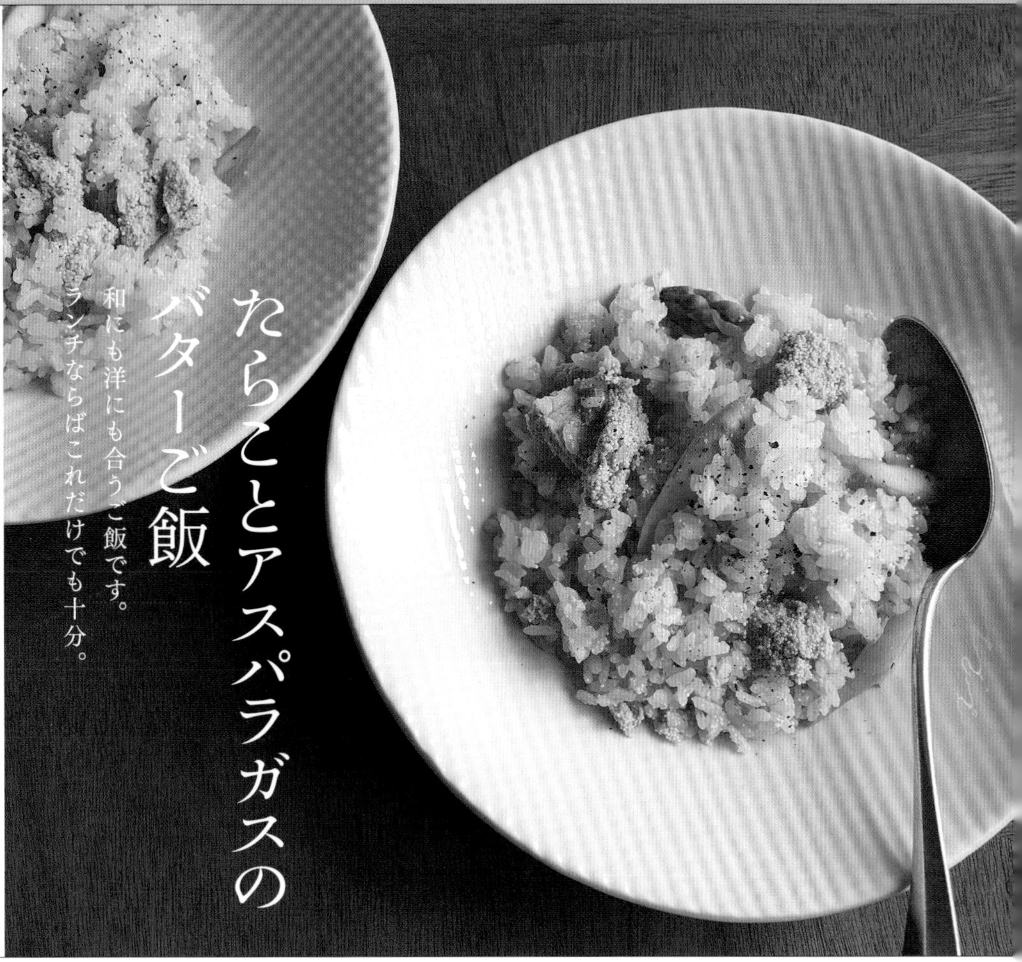

たらことアスパラガスのバターご飯

和にも洋にも合うご飯です。ランチならばこれだけでも十分。

作っておけば、「おなかすいた！ なんかない？」なんてときも便利！ 温かいうちに1食分ずつラップで包み、冷めたら冷凍用のジッパーつき保存袋に入れて冷凍室で保存します。いただくときは電子レンジで2分ほど加熱してください。

冷凍保存 **2〜3** 週間

［材料と下準備］ 4人分

白米 … 2合（300g） カ 消

▶といで30分ほど水に浸し、ざるに上げて水けをきる

たらこ … 1腹（80g）

グリーンアスパラガス … 4本 カ

▶下半分の皮をむき、幅1cmの斜め切りにする。耐熱容器に入れてふんわりとラップをし、電子レンジで1分ほど加熱する

A 酒 … 大さじ1
しょうゆ … 小さじ1
塩 … 小さじ1/4

バター … 15g

▶小さく切る

粗びき黒こしょう … 適量

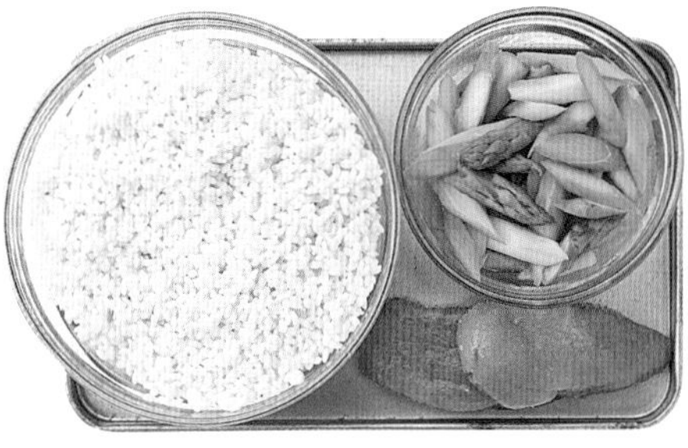

1 炊飯器の内がまに米とAを入れ、2合の目盛りのところまで水適量（分量外）を加えてさっと混ぜる。たらこをのせてバターを散らし、普通に炊く。

2 炊き上がったらアスパラガスを加え、たらこを大きくほぐしながら全体を混ぜる。

3 いただくときに粗びき黒こしょうをふる。

保存する場合は**2**の段階で止めておきます。
白米はおなかの調子を整えます。消化器官が弱っているときは、よく噛むことも意識してみてください。

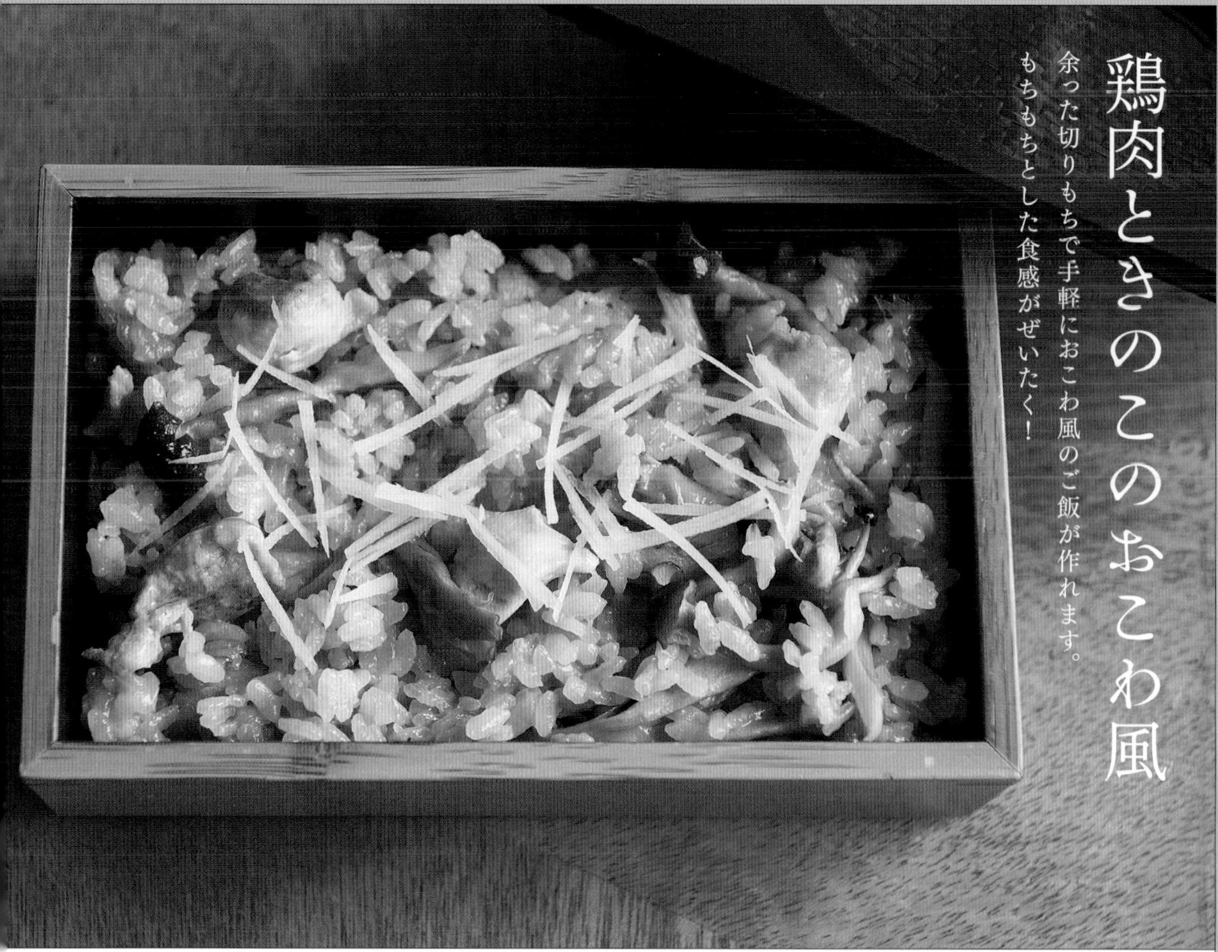

鶏肉ときのこのおこわ風

余った切りもちで手軽におこわ風のご飯が作れます。もちもちとした食感がぜいたく！

冷凍保存**2**～**3**週間

［材料と下準備］ 4人分

白米 … 2合（300g） カ 消
▶といで30分ほど水に浸し、ざるに上げて水けをきる

鶏もも肉 … 1/2枚（150g） 温 カ
▶皮と余分な脂肪を取り除き、2㎝角に切る

切りもち … 1個 温 カ 消
▶1㎝角に切る

まいたけ … 小1パック（100g） カ
▶食べやすい大きさにほぐす

しめじ … 1/2パック（75g） カ
▶石づきを取ってほぐす

A しょうゆ … 大さじ1
酒 … 大さじ1
みりん … 大さじ1
塩 … 小さじ1/4

しょうが（せん切り）… 適量 温

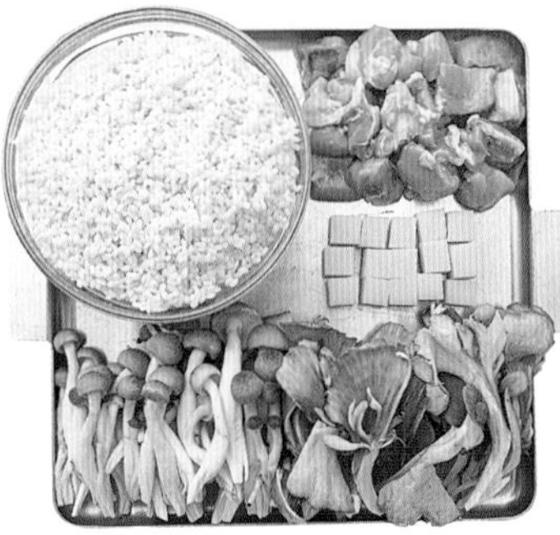

1 炊飯器の内がまに米とAを入れ、2合の目盛りのところまで水適量（分量外）を加えてさっと混ぜる。もち、まいたけ、しめじを散らして鶏肉をのせ、普通に炊く。

2 炊き上がったら一度全体をよく混ぜ、10分ほど保温して蒸らす。

3 いただくときにしょうがをのせる。

保存する場合は2の段階で止めておきます。
もちは体を温め、倦怠感の改善にも。混ぜてから蒸らすことで全体がもっちりと仕上がります。

炊飯器えびピラフ

炊飯器でいつものように炊くだけ！
野菜もまとめてとれるうれしいご飯。

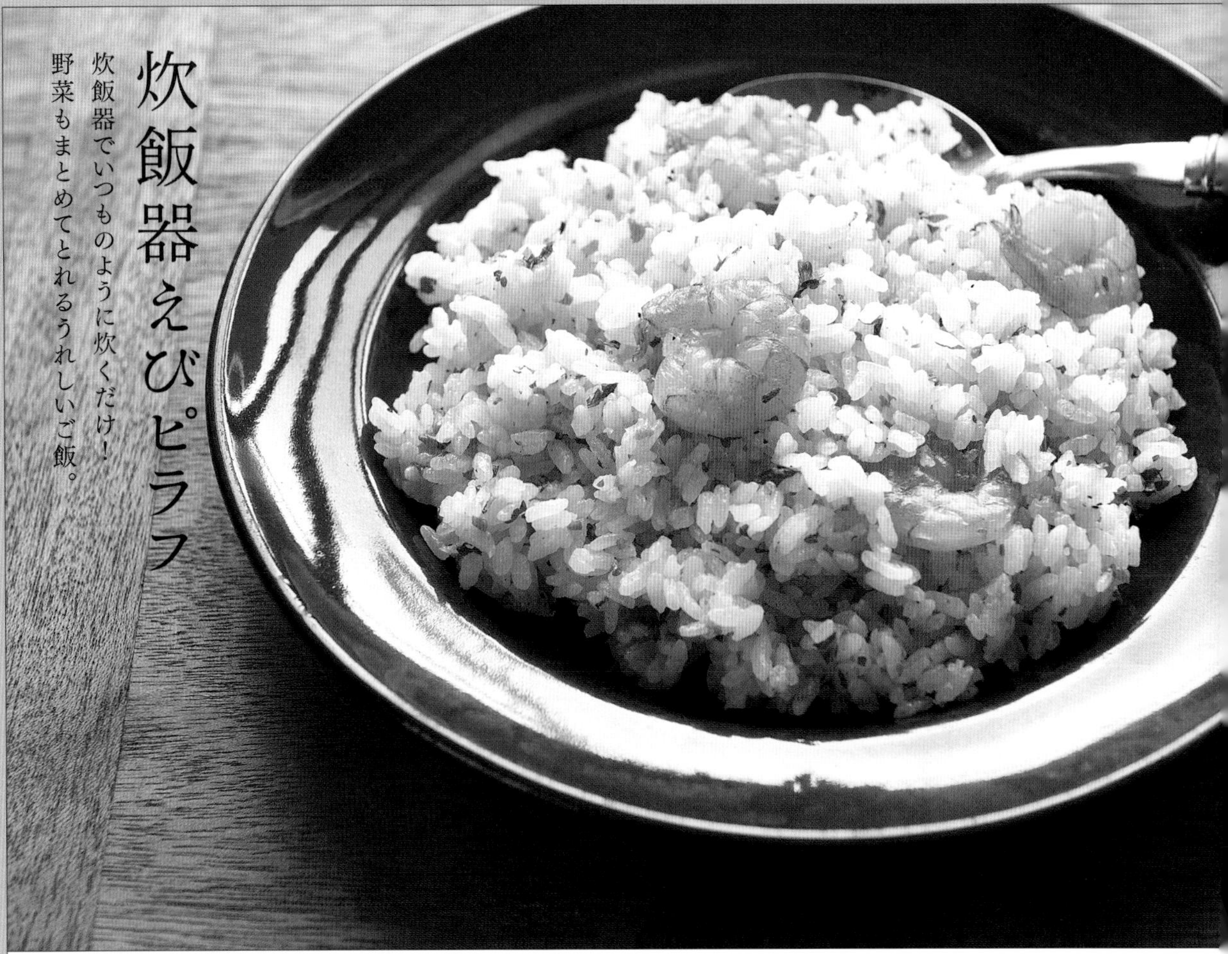

冷凍保存**2～3**週間

[材料と下準備] 4人分

白米 … 2合（300g） 力 消

▶といで30分ほど水に浸し、ざるに上げて水けをきる

むきえび … 120g 温 力 齢

▶あれば背わたを取り除き、塩・片栗粉各小さじ1/2をふってもみ、数回洗ってペーパータオルで水けを拭く

にんじん … 1/3本

▶みじん切りにする

玉ねぎ … 1/4個 温 消 流

▶みじん切りにする

パセリ（みじん切り）… 大さじ2 流

A 白ワイン … 大さじ1
塩 … 小さじ1/2
洋風スープの素（顆粒）… 小さじ1/2

バター … 10g

▶小さく切る

粗びき黒こしょう … 適量

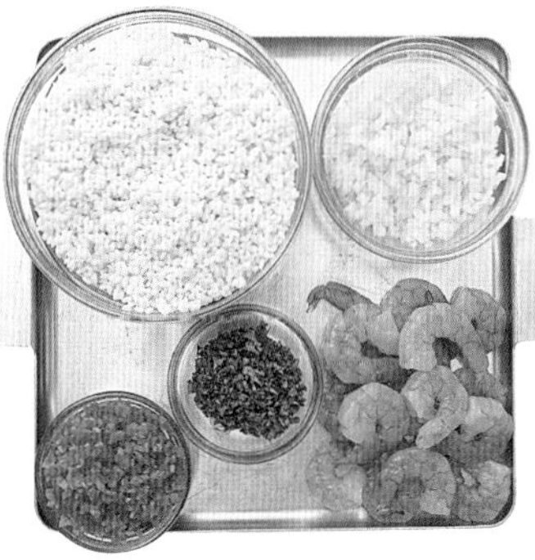

1 炊飯器の内がまに米とAを入れ、2合の目盛りよりも少し下のところまで水適量（分量外）を加えてさっと混ぜる。にんじんと玉ねぎを散らしてえびをのせ、さらにバターを散らして普通に炊く。

2 炊き上がったらパセリと粗びき黒こしょうを加え、全体を混ぜる。

 炊くときの水量を少し減らすことでピラフ風の仕上がりに。米がやわらかすぎないのが理想です。

酢の作りおき

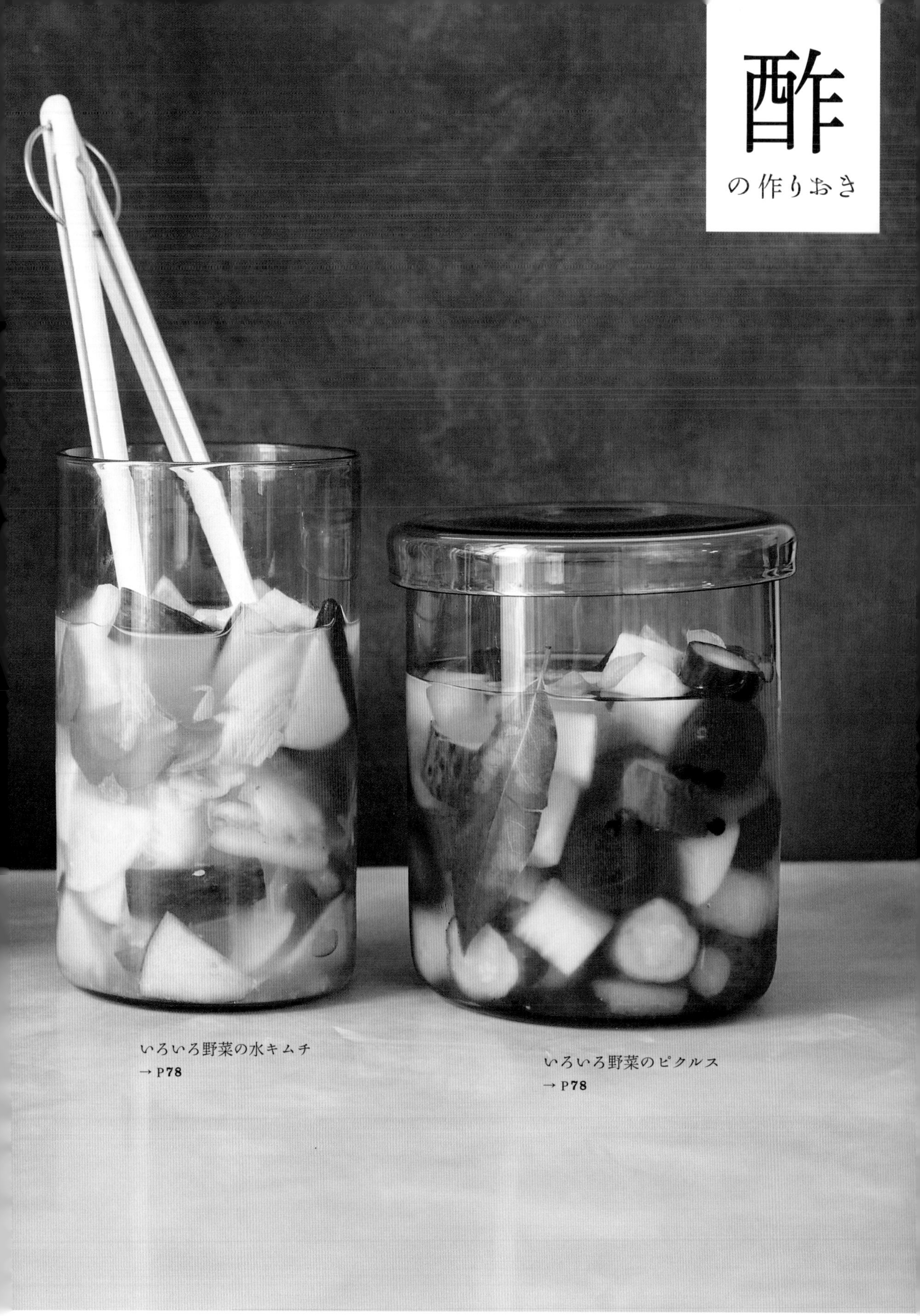

いろいろ野菜の水キムチ
→ P78

いろいろ野菜のピクルス
→ P78

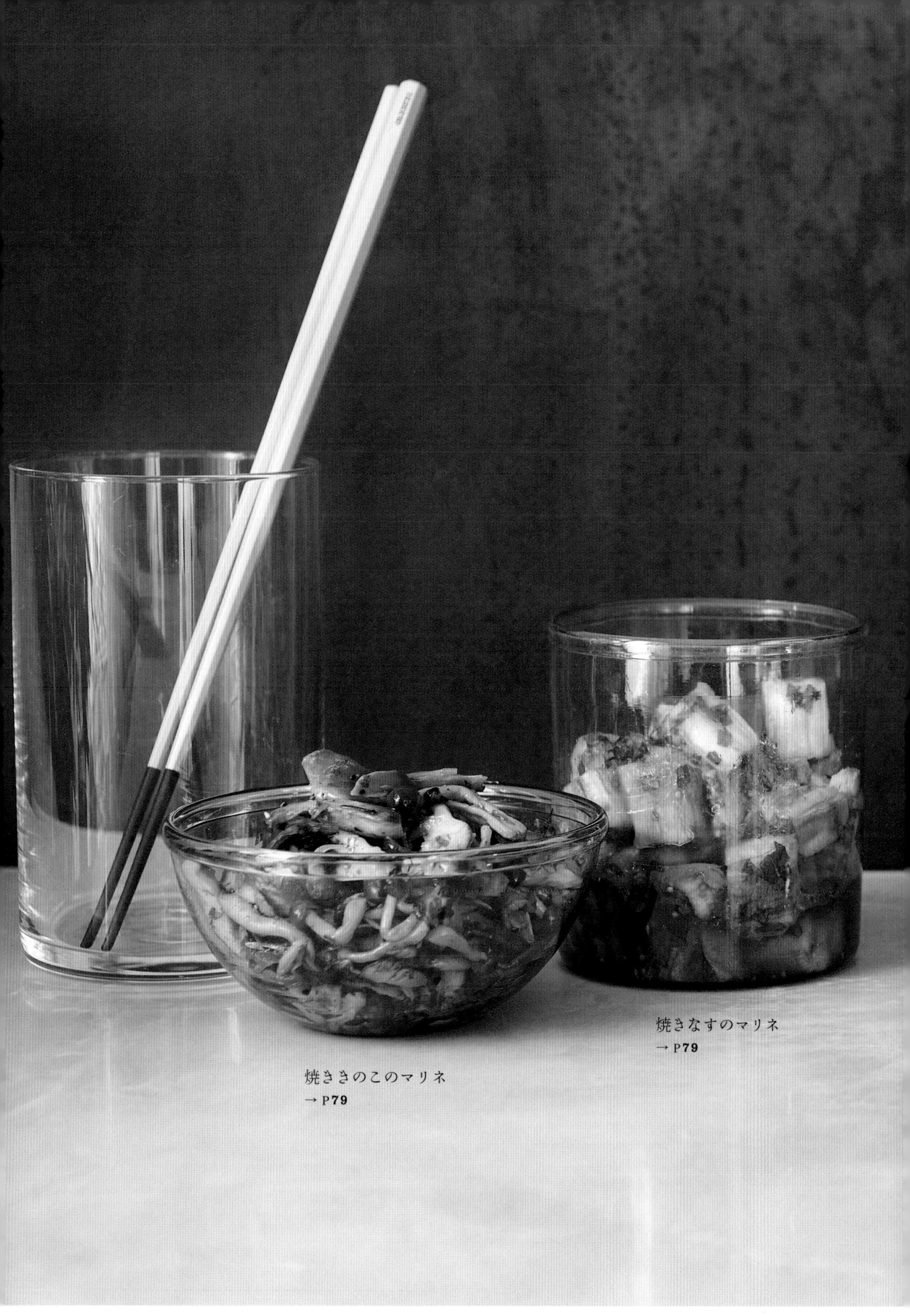

焼ききのこのマリネ
→ P79

焼きなすのマリネ
→ P79

いろいろ野菜のピクルス

献立に、お弁当に。好みの野菜でどうぞ。

冷蔵保存**6～7**日

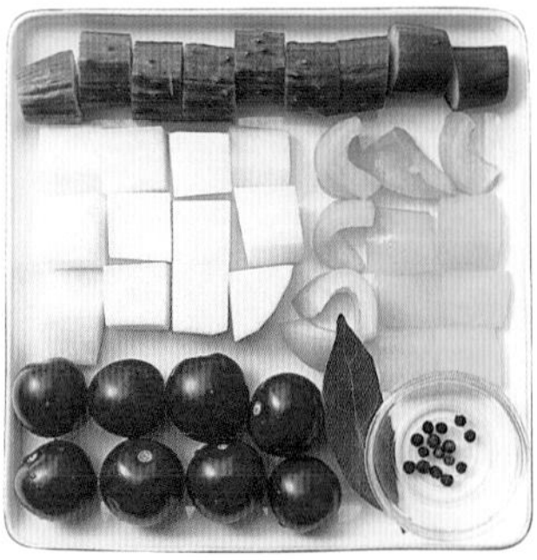

[材料と下準備] 3～4人分

ミニトマト … 8個 冷 安 消
きゅうり … 1本 冷
▶厚さ2cmの輪切りにする
大根 … 100g 安 消
▶2cm角に切る
パプリカ（黄）… 1/4個 安 消
▶2cm四方に切る

A ローリエ … 1枚 安 消
水 … 150mℓ
酢 … 50mℓ
砂糖 … 大さじ3
塩 … 小さじ1
黒こしょう（粒）… 15粒

1 小鍋にAを入れて中火で煮立て、砂糖と塩が溶けたら火を止めて冷ます。

2 別の鍋に湯を沸かしてミニトマトを入れ、皮がめくれてきたら氷水に取って冷まし、皮をむく。

3 保存容器にミニトマト、きゅうり、大根、パプリカを入れる。1を注いでふたをし、冷蔵室でひと晩おく。

野菜の総量が同程度なら種類を減らしてもOK。漬け汁が熱いとミニトマトが崩れやすいので冷ましてから注ぎます。冷凍保存はできません。

いろいろ野菜の水キムチ

こちらもいろいろな野菜でぜひ。米のとぎ汁で手軽に作れます。

冷蔵保存**6～7**日

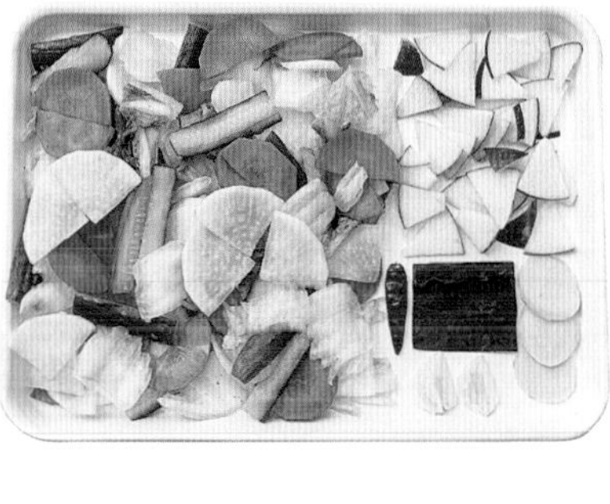

[材料と下準備] 3～4人分

A 白菜 … 葉小3枚（150g） 冷 腸 消
▶軸と葉に切り分け、軸は縦半分に切ってから幅3cmのそぎ切り、葉はざく切りにする
大根 … 150g 消
▶厚さ3mmのいちょう切りにする
にんじん … 1/3本 消
▶厚さ3mmの半月切りにする
きゅうり … 1本 冷
▶長さを4等分に切ってから4つ割りにする
▶合わせてボウルに入れ、塩小さじ1/2をふってもみ、10分ほどおいて水けをよく絞る
りんご … 1/4個
▶皮つきのまま縦半分に切ってから薄切りにする

しょうが（薄切り）… 3枚
にんにく … 1かけ
▶縦半分に切り、包丁の腹を当ててつぶす
赤唐辛子 … 1本
B 米のとぎ汁 … 400mℓ
昆布 … 5cm四方1枚
C 砂糖 … 大さじ1/2
塩 … 小さじ1
酢 … 大さじ2

1 鍋にBを入れて中火で煮立て、あくを取って火を止める。Cを加えて混ぜ、粗熱がとれたら昆布を取り出す。

2 1にA、りんご、しょうが、にんにく、赤唐辛子、酢を加えて混ぜる。保存容器に移し、表面をぴったり覆うようにラップをしてからふたをし、冷蔵室でひと晩おく。

ほんのりピリ辛です。赤唐辛子の量は好みで増減を。冷凍保存はできません。

酢
塩

焼きなすのマリネ

たくさん作っても飽きない！
夏から秋にかけての定番副菜にぜひ。

冷蔵保存**4～5**日

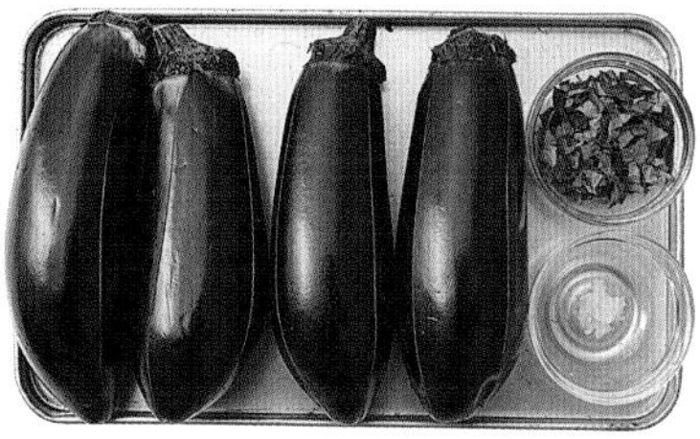

［材料と下準備］ 2～3人分

なす … 4本 消
▶へたのつけ根の下に浅い切り込みを一周入れてがくをむき、縦に3か所ほど切り込みを入れる

青じそ … 3枚 安 免 消
▶粗みじん切りにする

A にんにく（すりおろし）… 少々
オリーブオイル … 大さじ1
酢 … 大さじ1/2
塩 … ひとつまみ

1 魚焼きグリルになすを並べて強火で熱し、ときどき上下を返しながら15～20分焼く。全体にしわが寄り、やわらかくなったら皿に取り出し、すぐにラップをして10分ほど蒸らす。へたを落として手で皮をむき、長さを4等分に切る。

2 ボウルにAを入れて混ぜ、なすと青じそを加えて、さっと混ぜる。

魚焼きグリルは片面焼きを使用しましたが、両面焼きの場合は様子を見ながら焼いて、加熱時間を短くするなどして調節してください。青じそは胃に不快感があるときにもおすすめです。

酢
塩
こしょう

焼ききのこのマリネ

きのこの種類は好みのものでOK。
パスタ以外にもさまざまに使えます。

冷蔵保存**4～5**日

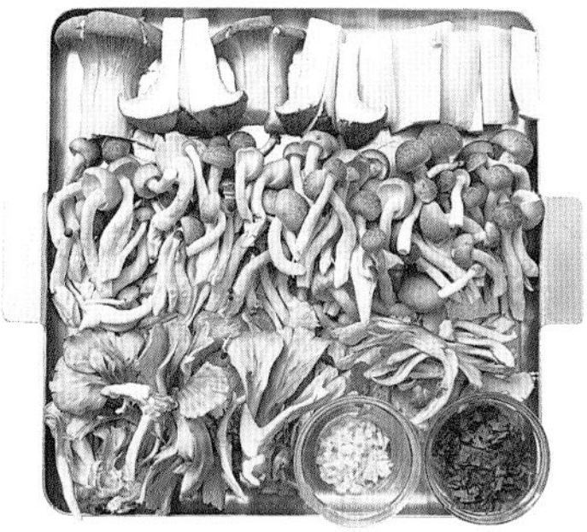

［材料と下準備］ 2～3人分

エリンギ … 1パック（150g） 潤
▶長さを半分に切ってから6つ割りにする

まいたけ … 小1パック（100g） 力 腸
▶食べやすい大きさにほぐす

しめじ … 1パック（150g） 力 腸
▶石づきを取ってほぐす

にんにく … 1かけ
▶みじん切りにする

A イタリアンパセリ … 2枚
▶葉を摘み、粗みじん切りにする
オリーブオイル … 大さじ1
酢 … 大さじ1/2
塩 … ふたつまみ
粗びき黒こしょう … 適量

オリーブオイル … 小さじ1

1 フライパンにオリーブオイルとにんにくを入れて強めの中火で熱し、香りが立ったらエリンギ、まいたけ、しめじを加えてさっと炒め、広げる。ときどき混ぜながら、全体に焼き色がついてしんなりとするまで焼く。

2 ボウルに**1**と**A**を入れて混ぜる。

パスタにアレンジしてもおいしいです。フライパンにオリーブオイル大さじ1、「焼ききのこのマリネ」1/3量、みじん切りにしたにんにく1かけ分を入れて炒め、ゆでたスパゲッティ90gとスパゲッティのゆで汁お玉1/2杯分を加えて混ぜ、塩・粗びき黒こしょう各適量で味を調えます。［1人分］

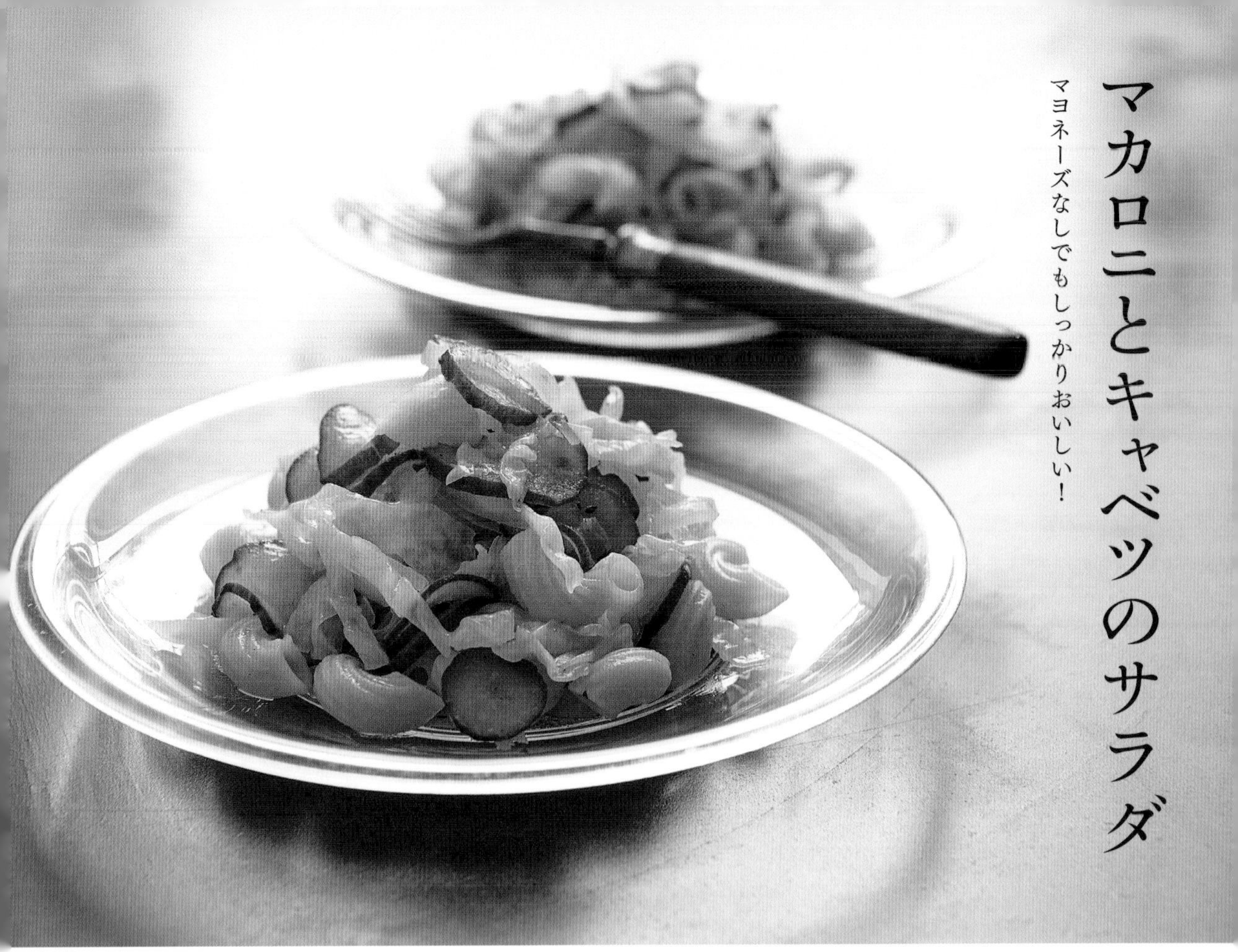

マカロニとキャベツのサラダ

マヨネーズなしでもしっかりおいしい！

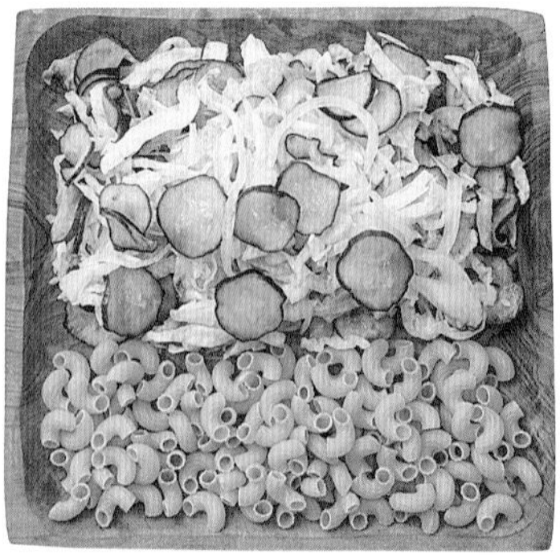

冷蔵保存**3～4**日

[材料と下準備] 3～4人分

マカロニなど好みのショートパスタ … 50g

A キャベツ … 葉3枚（150g） 水 齢 消
▶幅5㎜に切る
きゅうり … 1本 水
▶薄い輪切りにする
玉ねぎ … 1/8個 消
▶薄切りにする
▶合わせてボウルに入れ、塩小さじ1/4をふってもみ、10分ほどおいて水けをよく絞る

B オリーブオイル … 大さじ1
酢 … 小さじ2
塩 … 小さじ1/4
粗びき黒こしょう … 適量

オリーブオイル … 小さじ2

1 鍋に湯を沸かして塩適量（分量外）を入れ、マカロニをパッケージの表示時間どおりにゆで、ざるに上げて水けをきり、オリーブオイルをふってからめる。

2 ボウルにマカロニ、A、Bを入れて混ぜる。

マカロニは好みのもので構いません。キャベツは消化を助けてくれる食材なので、揚げものや肉料理のつけ合わせにしても。

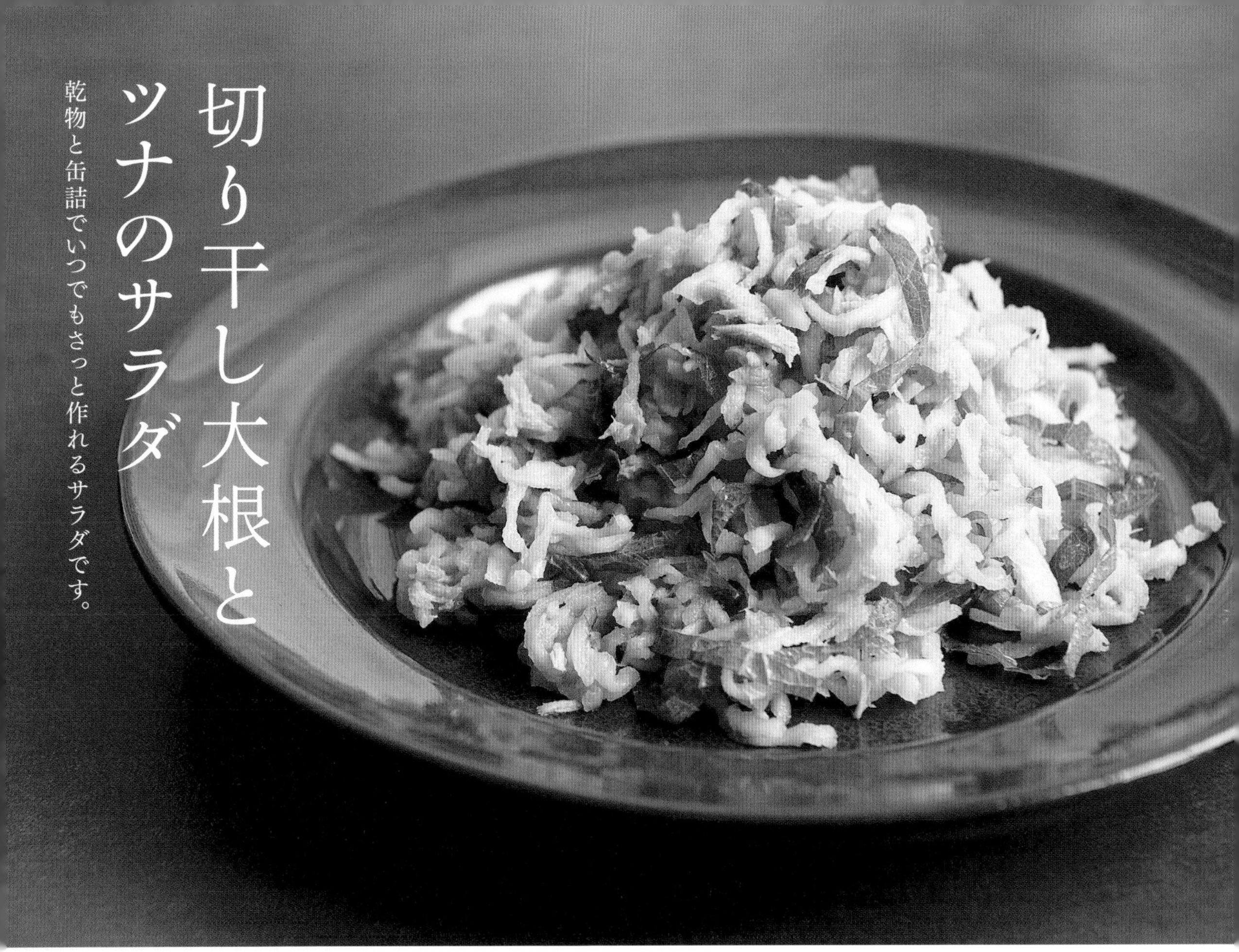

切り干し大根とツナのサラダ

乾物と缶詰でいつでもさっと作れるサラダです。

冷蔵保存**3〜4**日

［材料と下準備］2〜3人分

切り干し大根 … 30g
▶さっと洗ってたっぷりの水に10分ほどつけて戻し、水けをよく絞って食べやすい長さに切る

青じそ … 5枚 安 免
▶横に幅5㎜に切る

ツナ缶（油漬け）… 1/2缶（35g） 力
▶缶汁をきる

A 酢 … 小さじ2
ごま油 … 小さじ2
しょうゆ … 小さじ1
砂糖 … ふたつまみ
塩 … ひとつまみ

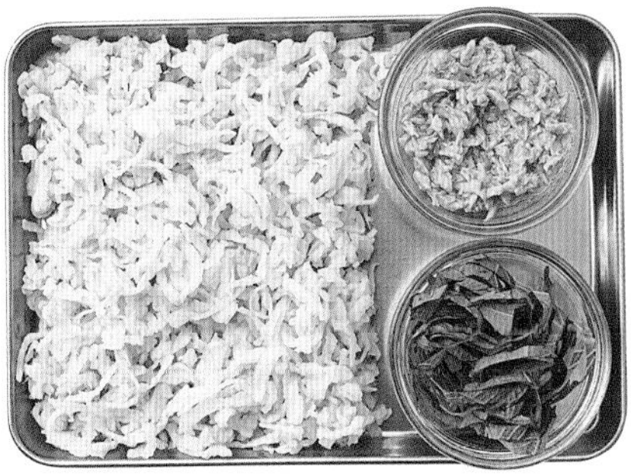

1 ボウルに**A**を入れて混ぜ、切り干し大根、青じそ、ツナを加えてさらに混ぜる。

そうめんにアレンジしてもおいしいです。ボウルに「切り干し大根とツナのサラダ」1/3量、ゆでて冷水で冷やしたそうめん100g、ごま油大さじ1/2、しょうゆ小さじ1を入れて混ぜ、塩・粗びき黒こしょう各適量で味を調えればOK。［1人分］

キャロットラペ

さわやかで香り豊かな副菜。食卓にあると華やぎます。

冷蔵保存**2～3**日

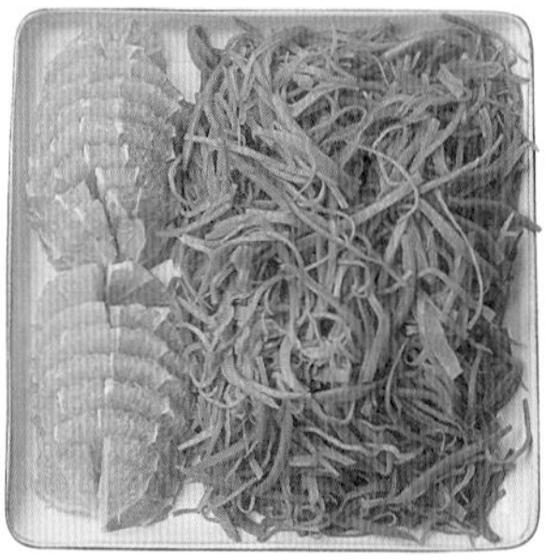

[材料と下準備] 3～4人分

にんじん … 2本(320g) 消
▶長さ5cmの細切りにし、塩小さじ1/2をふってもみ、15分ほどおいて水けをよく絞る

オレンジ … 1個 安 消
▶厚さ5mmのいちょう切りにする

A 酢 … 大さじ2
オリーブオイル … 大さじ2
砂糖 … 小さじ4
塩 … 小さじ1/2
粗びき黒こしょう … 適量

1 ボウルにAとにんじんを入れてよく混ぜ、オレンジを加えてさっと混ぜる。

オレンジなどの柑橘類は気持ちをやわらげる食材。リラックスしたいときにもぴったりです。冷凍保存はできません。

ミックスビーンズとひじきのサラダ

見るからにヘルシー！
酢と塩だけのさっぱりとした味つけです。

冷蔵保存**3～4**日

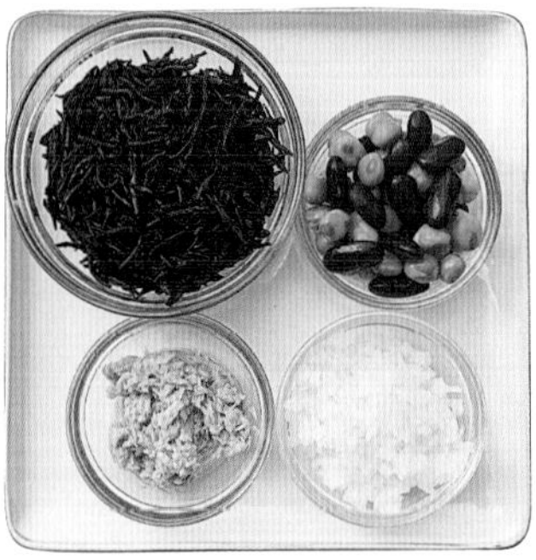

[材料と下準備] 2～3人分

ミックスビーンズ(ドライパック) … 50g

芽ひじき(乾燥) … 10g 血
▶パッケージの表示どおりに水で戻し、ざるに上げてさっと洗って、水けをきる

玉ねぎ … 1/8個 流
▶みじん切りにする

ツナ缶(油漬け) … 1/2缶(35g) 力 血
▶缶汁をきる

オリーブオイル … 小さじ2
酢 … 小さじ1
塩 … 小さじ1/4
粗びき黒こしょう … 適量

1 鍋に湯を沸かし、ひじきをさっとゆでてざるに上げ、水けをきって冷ます。

2 ボウルにすべての材料を入れて混ぜる。

血を作るひじきとツナは、血を流す玉ねぎと合わせるのがおすすめです。

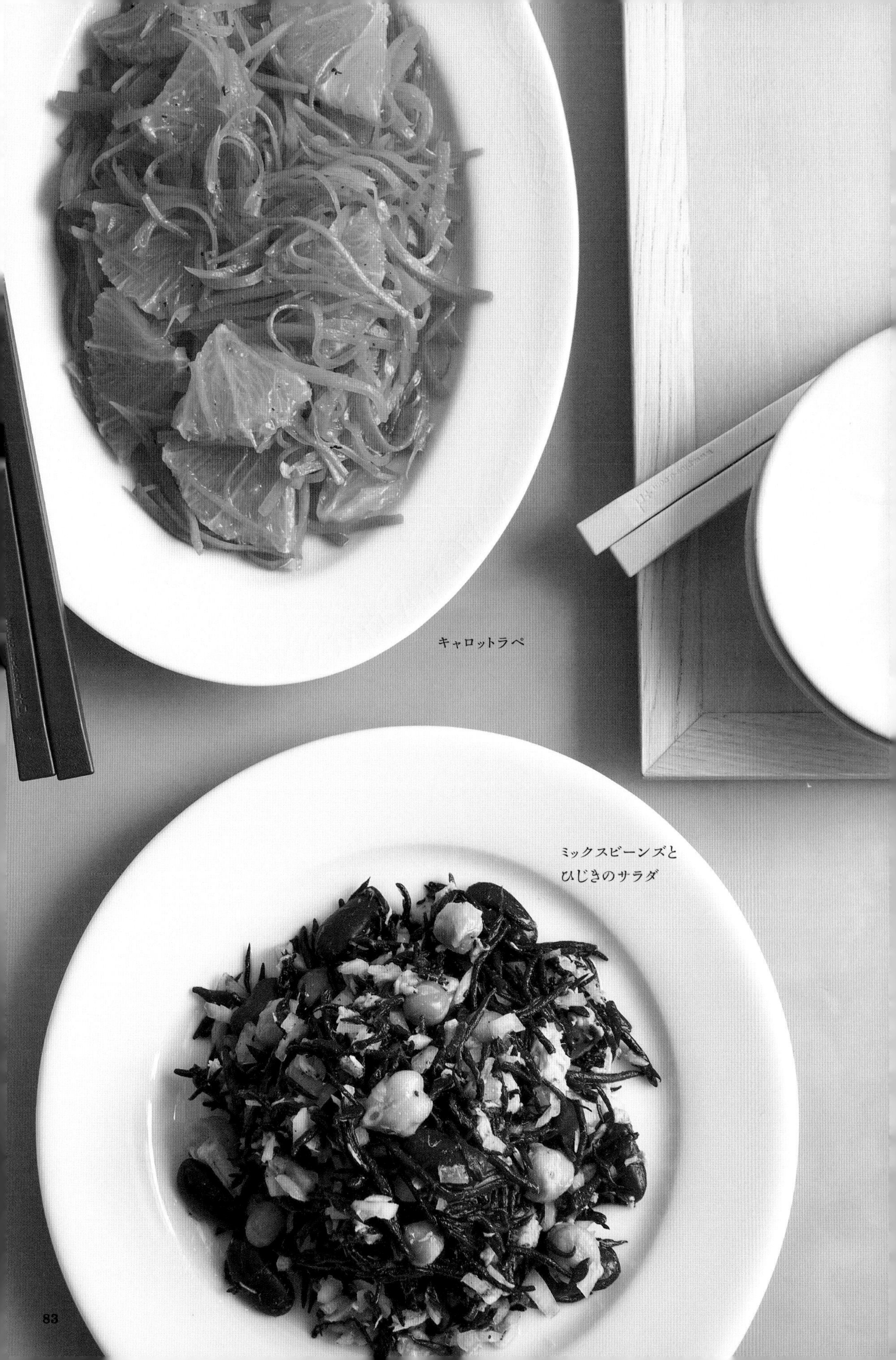

キャロットラペ

ミックスビーンズと
ひじきのサラダ

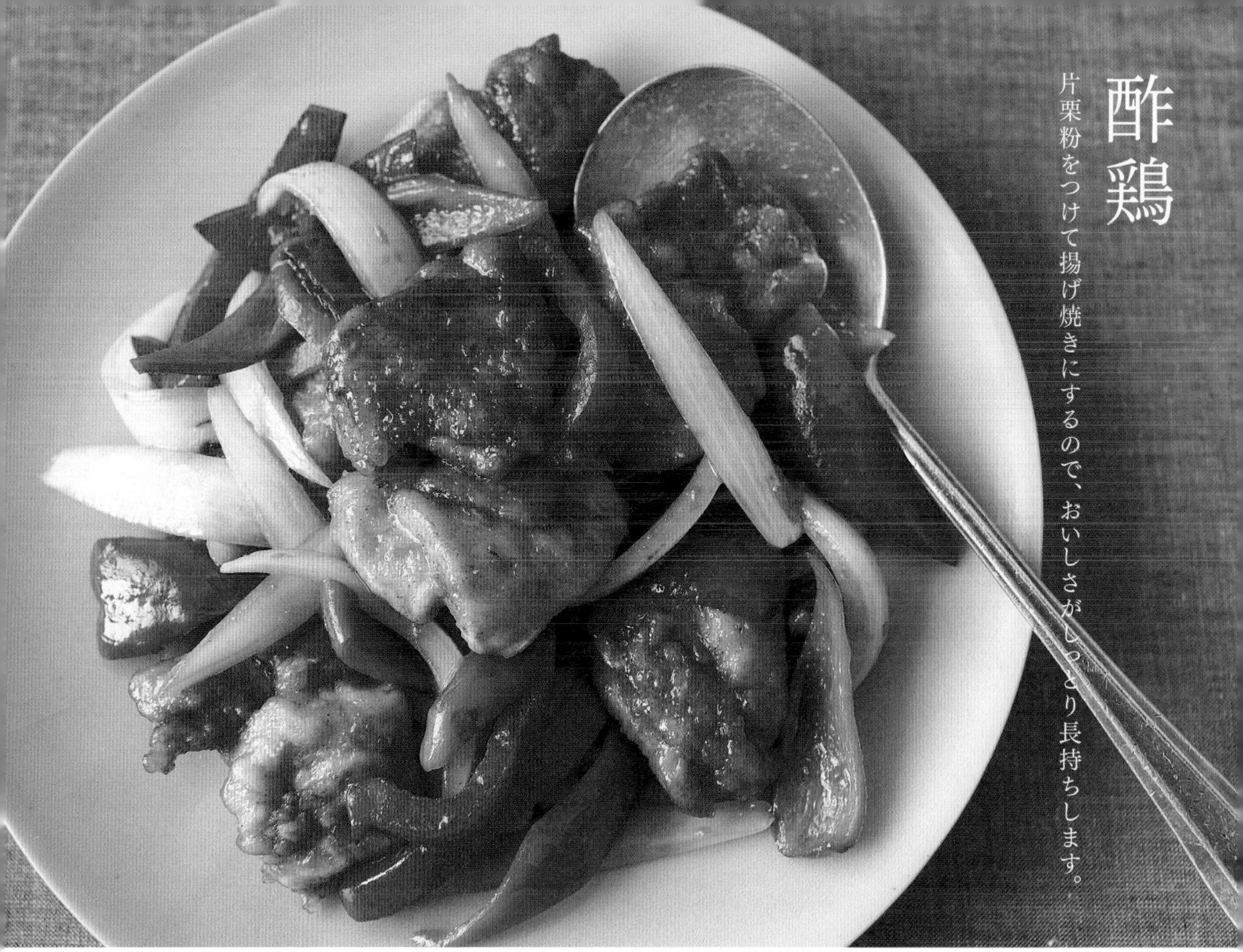

酢鶏

片栗粉をつけて揚げ焼きにするので、おいしさがしっとり長持ちします。

冷蔵保存**3～4**日

［材料と下準備］ 2～3人分

鶏もも肉 … 1枚（300g）
▶余分な脂肪を取り除いてひと口大に切り、塩・こしょう各ひとつまみをふって片栗粉大さじ2をまぶす

ピーマン … 2個 安 消
▶縦半分に切ってから縦3等分に切り、さらに斜め半分に切る

パプリカ（赤）… 1/4個 安 消
▶幅1cmの斜め切りにする

玉ねぎ … 1/2個 安 消
▶8等分のくし形切りにする

A しょうが（すりおろし）… 小さじ1
酢 … 大さじ1～1と1/2
しょうゆ … 大さじ1
酒 … 大さじ1
鶏がらスープの素（顆粒）… 小さじ1
▶混ぜ合わせる

サラダ油 … 大さじ3

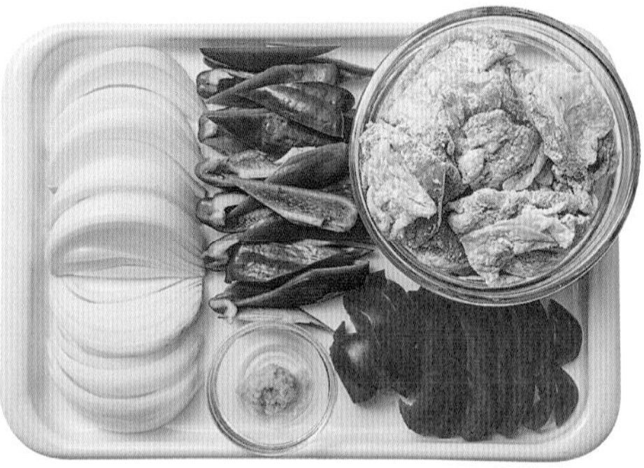

1 フライパンにサラダ油を中火で熱し、鶏肉の皮目を下にして入れて4分ほど揚げ焼きにし、上下を返して1分ほど揚げ焼きにする。両面に焼き色がついたら火を止め、ペーパータオルでフライパンの余分な油を拭き取る。

2 ピーマン、パプリカ、玉ねぎを加えて中火で熱し、炒め合わせる。玉ねぎが透き通ってきたらAを加え、汁けが少なくなってとろみがつくまで炒め合わせる。

鶏胸肉でも作れます。その場合は食べやすい大きさのそぎ切りにし、揚げ焼き時間を短くしてください。

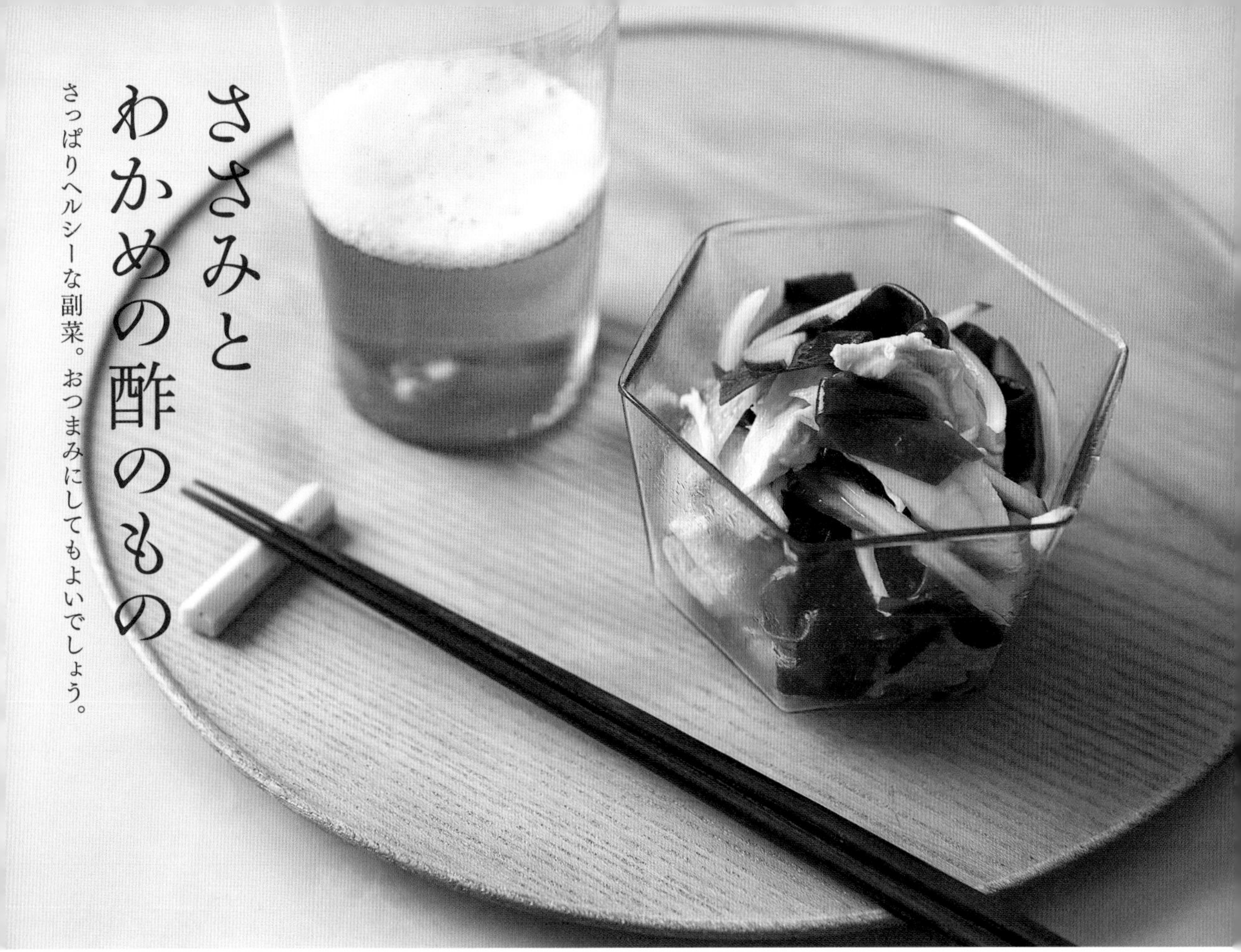

ささみとわかめの酢のもの

さっぱりヘルシーな副菜。おつまみにしてもよいでしょう。

冷蔵保存**2～3**日

[材料と下準備] 2～3人分

鶏ささみ … 2本（160g）
▶筋を取り、縦に切り込みを入れ、そこから左右に包丁を寝かせて切り込みを入れて開く。耐熱皿にのせて酒大さじ1をふり、ふんわりとラップをして電子レンジで1分30秒ほど加熱し、そのままおいて冷まし、食べやすい大きさに裂く

わかめ（塩蔵）… 50g　水
▶さっと洗って塩を落とし、たっぷりの水に10分ほどつけて戻し、水けを絞って食べやすい大きさに切る

きゅうり … 1/2本　水
▶縦半分に切ってから斜め薄切りにする

玉ねぎ … 1/8個
▶薄切りにする

酢 … 大さじ1と1/2
しょうゆ … 小さじ2
ごま油 … 小さじ2
砂糖 … 大さじ1/2

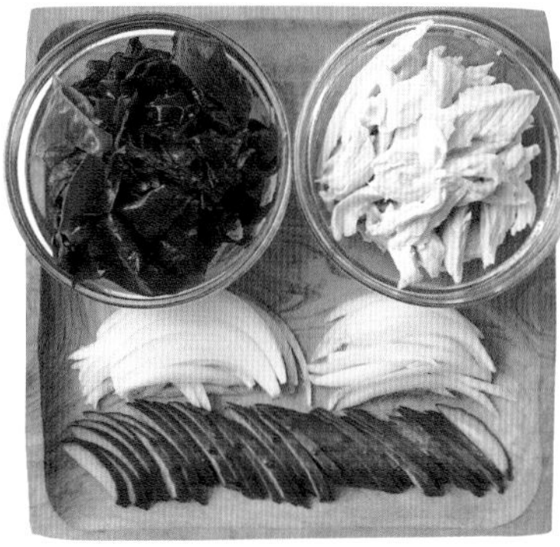

1　ボウルにすべての材料を入れて混ぜる。

 鶏ささみは酒をふって加熱することでしっとり仕上がります。

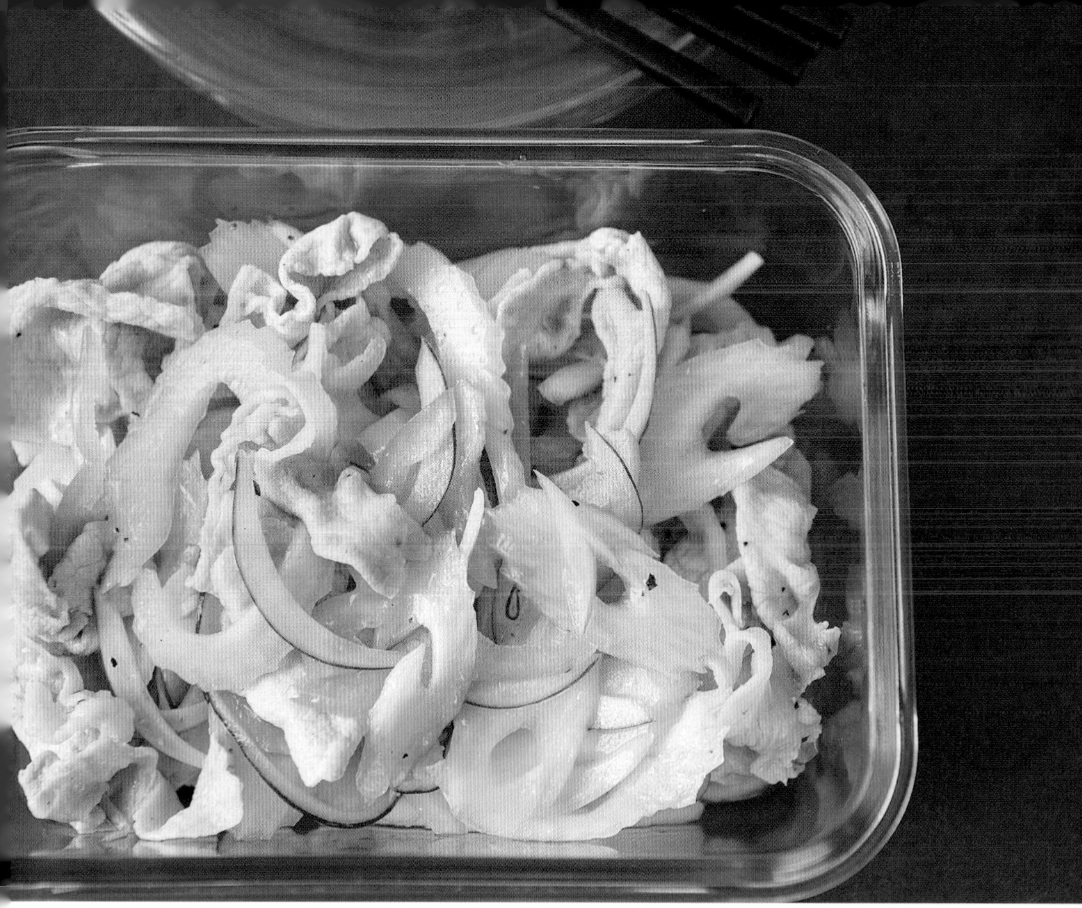

豚肉とセロリのマリネ

豚肉はゆっくりと火を入れることがやわらかく仕上げるこつ。

冷蔵保存**2～3**日

［材料と下準備］ 2～3人分

豚ロース薄切り肉（しゃぶしゃぶ用）
　… 150g　力　潤
　▶大きい場合は食べやすい長さに切る

セロリの茎 … 1本　安
　▶斜め薄切りにする

パプリカ（黄）… 1/4個　安
　▶斜め薄切りにする

紫玉ねぎ … 1/8個
　▶薄切りにする

A にんにく（すりおろし）… 少々
　オリーブオイル … 大さじ2
　酢 … 大さじ1
　塩 … 小さじ1/3
　粗びき黒こしょう … 適量

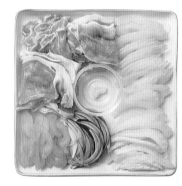

1 鍋に湯を沸かして酒大さじ1（分量外）を入れ、火を止めて豚肉の1/3量をゆで、色が変わったらざるに取り出して水けをきる。再び湯を沸かして火を止め、残りの豚肉も同様にゆでて冷ます。

2 ボウルに**A**を入れて混ぜ、豚肉、セロリ、パプリカ、紫玉ねぎを加えてさらに混ぜ、10分ほどおいて味をなじませる。

保存する場合は**2**で具材を混ぜたあとに保存容器に移します。冷凍保存はできません。
豚肉はゆでたあとに冷水に取るレシピもありますが、そのまま冷ましたほうがしっとり仕上がります。
紫玉ねぎは普通の玉ねぎ、パプリカは赤やオレンジで作っても構いません。

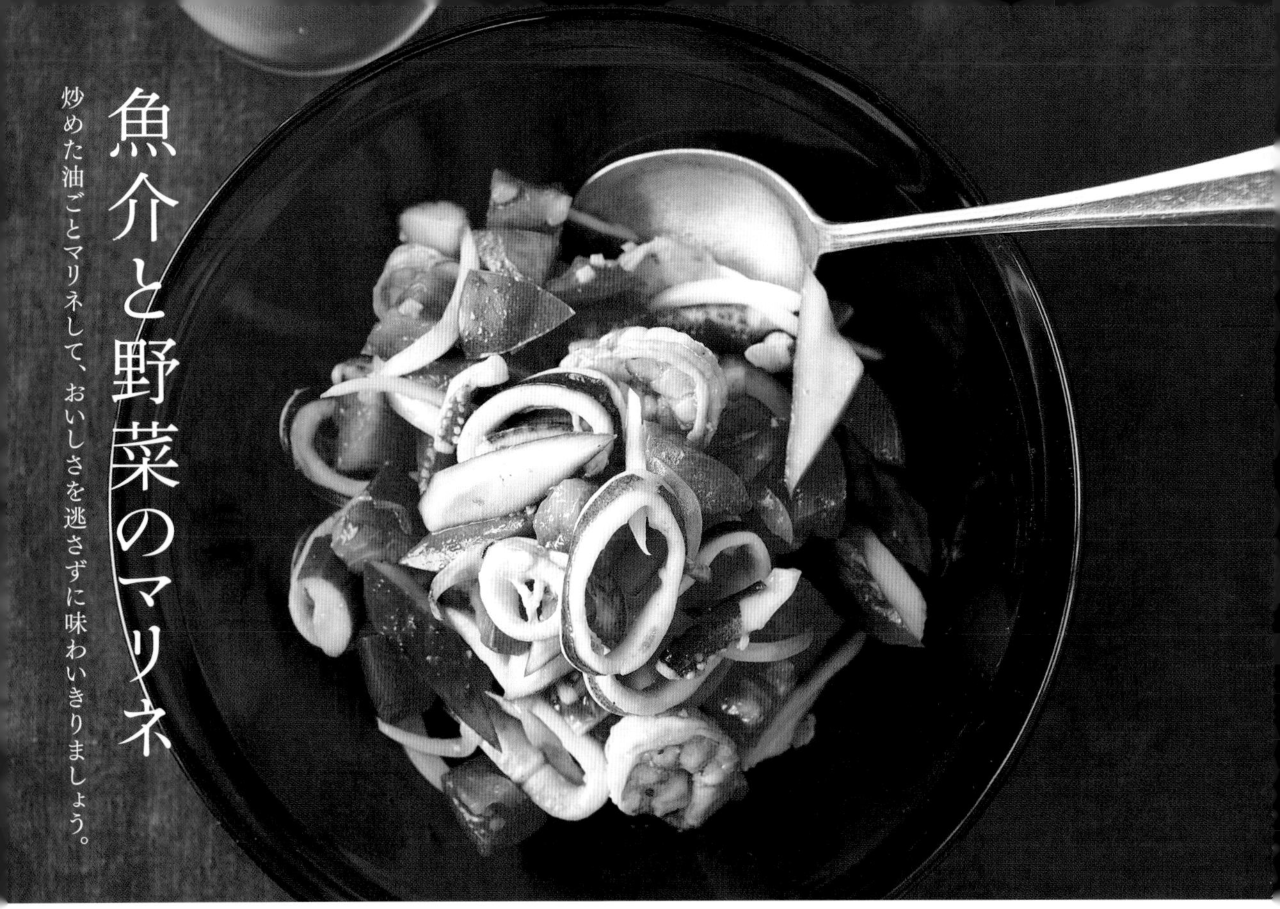

魚介と野菜のマリネ

炒めた油ごとマリネして、おいしさを逃さずに味わいきりましょう。

冷蔵保存**2～3**日

[材料と下準備] 2～3人分

するめいか … 1杯（180g） 潤 血

▶足を抜いて軟骨を取り、胴は幅1cmの輪切りにする。足はわたとくちばしを取って長さ4cmに切る

えび（殻つき）… 8尾（100g） 齢

▶殻と尾を取り、背に浅い切り込みを入れて背わたを取る。塩・片栗粉各小さじ1/2をふってもみ、数回洗ってペーパータオルで水けを拭く

きゅうり … 1本 潤

▶縦半分に切ってスプーンで種を除き、ひと口大の乱切りにする

トマト … 1個 潤

▶2cm角に切る

玉ねぎ … 1/4個

▶薄切りにする

にんにく … 1かけ

▶みじん切りにする

A 酢 … 大さじ1と1/2
オリーブオイル … 大さじ1
塩 … 小さじ1/2
粗びき黒こしょう … 適量

オリーブオイル … 大さじ2

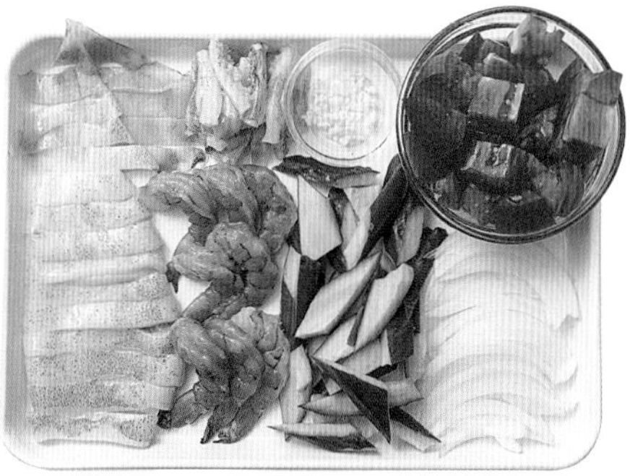

1 フライパンにオリーブオイルとにんにくを入れて中火で熱し、香りが立ったらいかとえびを加えて炒める。えびの色が変わったら、オリーブオイルとにんにくごとボウルに移し、粗熱をとる。

2 **1**に**A**、きゅうり、トマト、玉ねぎを加えてよく混ぜる。表面をぴったり覆うようにラップをし、冷蔵室で30分ほどおく。

 保存する場合は**2**で混ぜたあとに保存容器に移します。冷凍保存はできません。

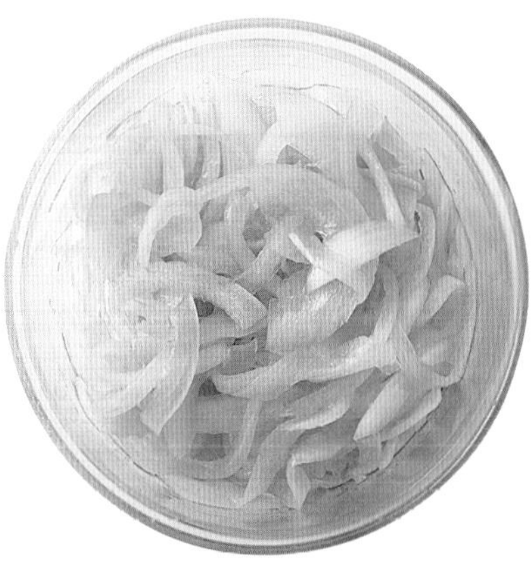

冷蔵保存6～7日

玉ねぎの甘酢漬け

＋アレンジ

レンジ加熱することで玉ねぎの辛みがやわらぎます。
サラダや肉料理に合わせてみてください。

［材料と下準備］ 2～3人分

玉ねぎ … 1個（200g） 安 消 流

▶縦半分に切ってから薄切りにし、耐熱皿にのせてふんわりとラップをし、電子レンジで1分ほど加熱する

酢 … 大さじ2

砂糖 … 大さじ1と1/2

オリーブオイル … 大さじ1と1/2

塩 … 小さじ1/2

1 ボウルにすべての材料を入れて混ぜる。表面をぴったり覆うようにラップをして冷まし、冷蔵室で30分ほどおく。

2 いただくときにみじん切りにしたパセリ適量（分量外）を散らす。

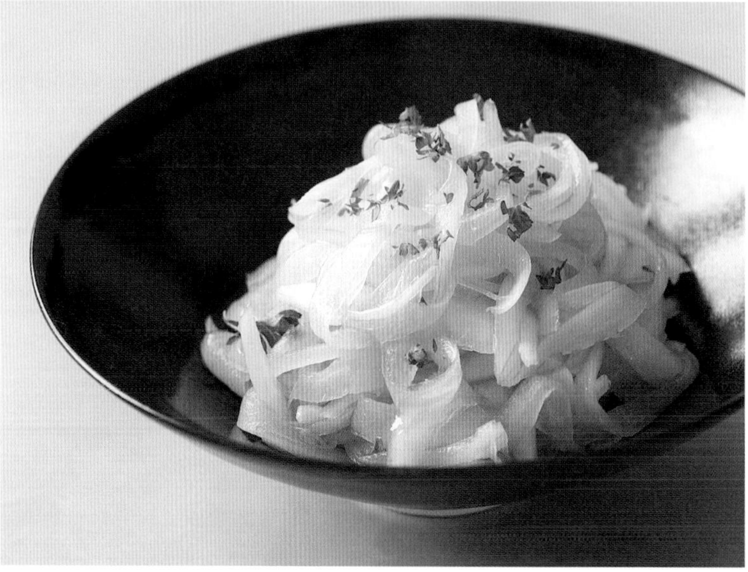

保存する場合は1で混ぜたあとに保存容器に移します。
新玉ねぎの場合はレンジ加熱しなくても大丈夫ですが、冷蔵室で1時間以上おいてください。

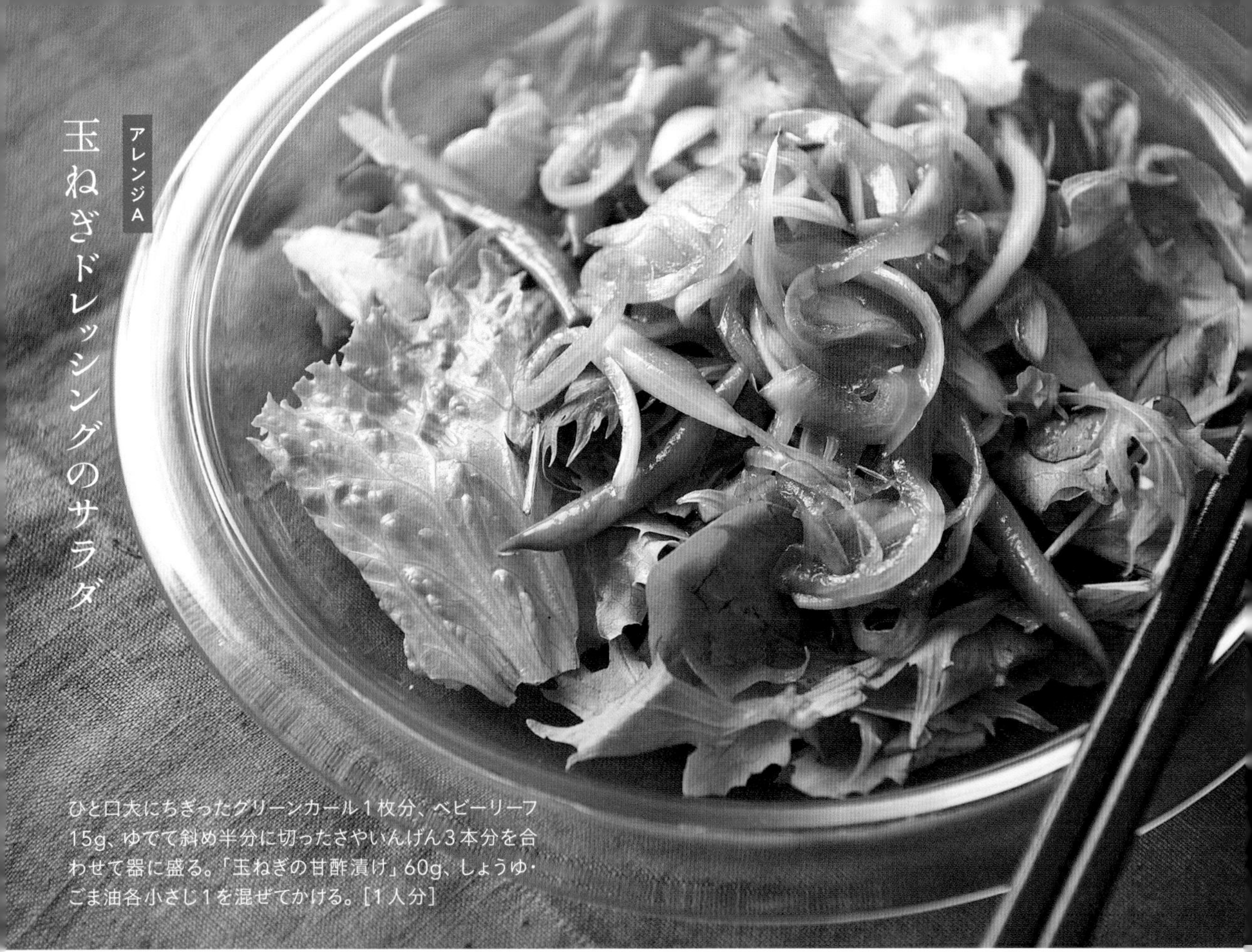

アレンジA

玉ねぎドレッシングのサラダ

ひと口大にちぎったグリーンカール1枚分、ベビーリーフ15g、ゆでて斜め半分に切ったさやいんげん3本分を合わせて器に盛る。「玉ねぎの甘酢漬け」60g、しょうゆ・ごま油各小さじ1を混ぜてかける。[1人分]

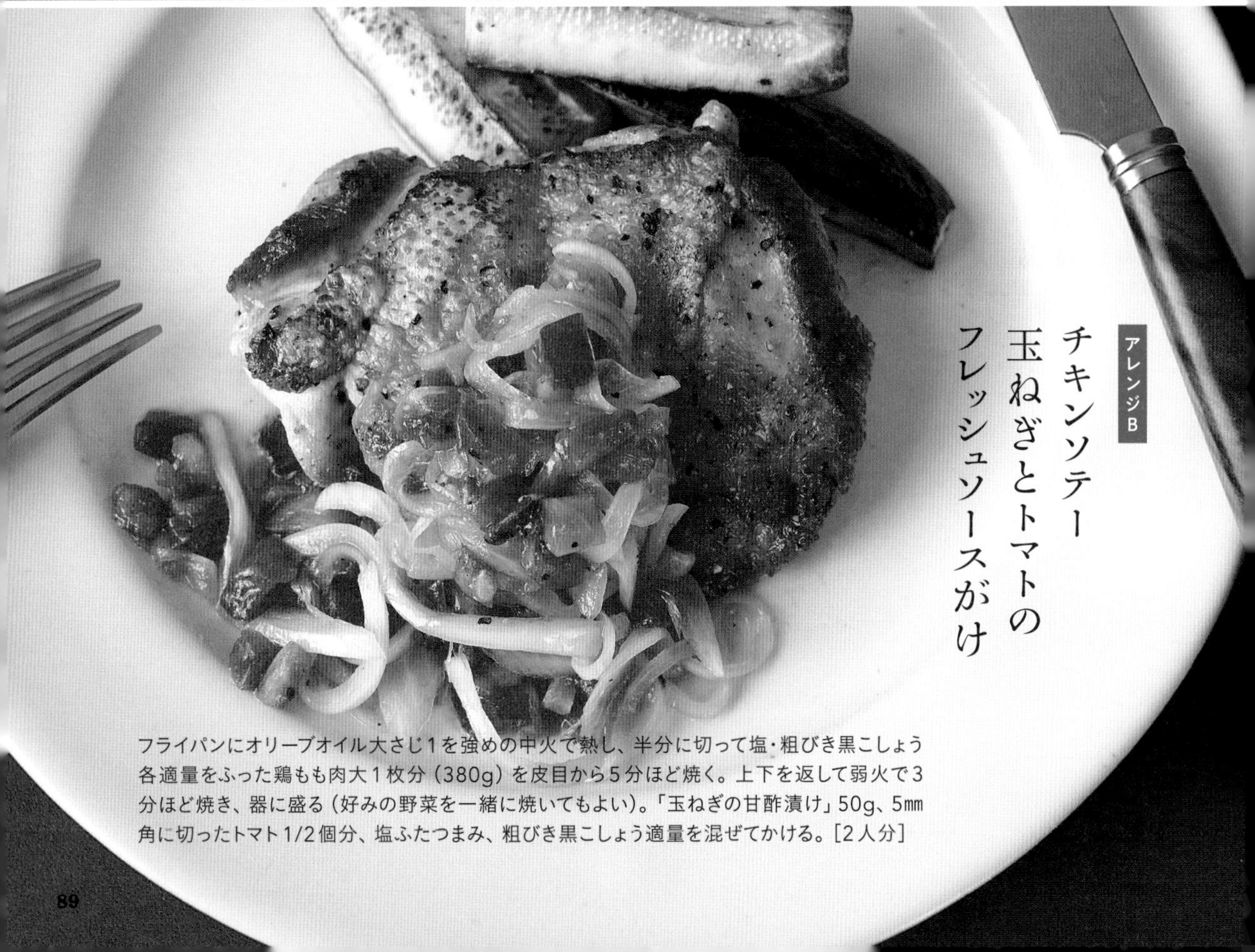

アレンジB

チキンソテー 玉ねぎとトマトのフレッシュソースがけ

フライパンにオリーブオイル大さじ1を強めの中火で熱し、半分に切って塩・粗びき黒こしょう各適量をふった鶏もも肉大1枚分（380g）を皮目から5分ほど焼く。上下を返して弱火で3分ほど焼き、器に盛る（好みの野菜を一緒に焼いてもよい）。「玉ねぎの甘酢漬け」50g、5㎜角に切ったトマト1/2個分、塩ふたつまみ、粗びき黒こしょう適量を混ぜてかける。[2人分]

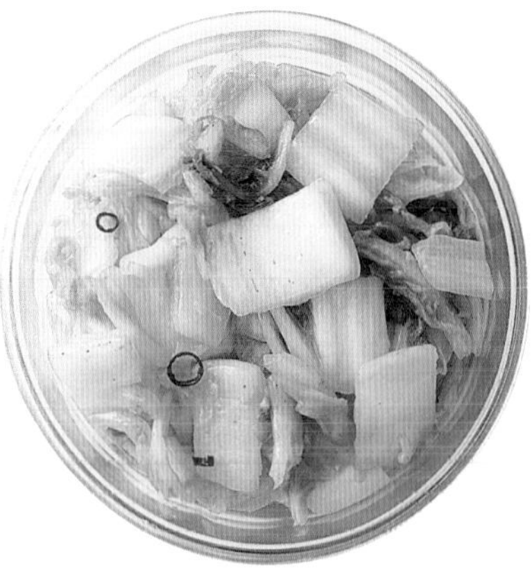

冷蔵保存6～7日

白菜の甘酢漬け

＋アレンジ

時間がたつと酸味やうまみが出てくるので、味の変化も楽しんで。

［材料と下準備］ 2～3人分

白菜 … 1/4個（500g） 冷 水 腸
▶大きなものは縦半分に切る。横に幅2.5cmに切り、塩小さじ2をふってもみ、15分ほどおいて水けをよく絞る

赤唐辛子 … 1本
▶小口切りにする

酢 … 大さじ2
砂糖 … 大さじ2
ごま油 … 大さじ1
塩 … 小さじ1/2

1 ジッパーつき保存袋にすべての材料を入れてもむ。袋の空気を抜いて口を閉じ、冷蔵室で30分ほどおく。

2 いただくときに粗びき黒こしょう適量（分量外）をふる。

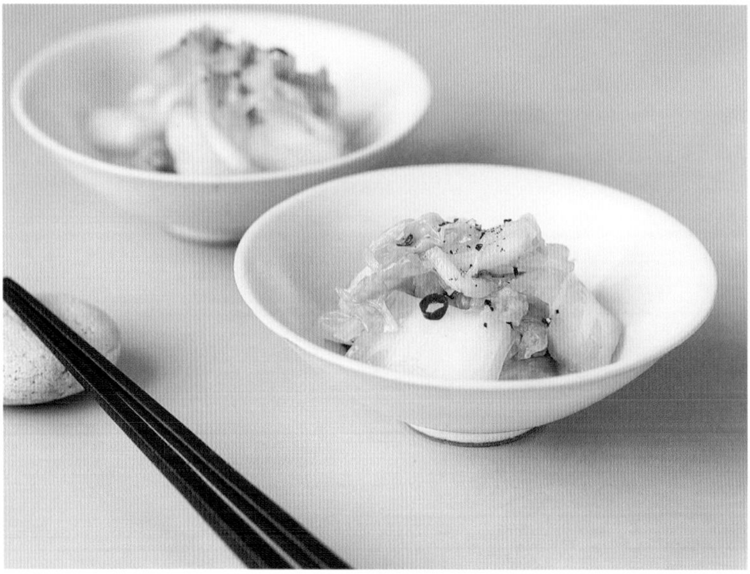

保存する場合は1の段階で止めておきます。
白菜にふる塩の量は、白菜の重量の2%が目安です。

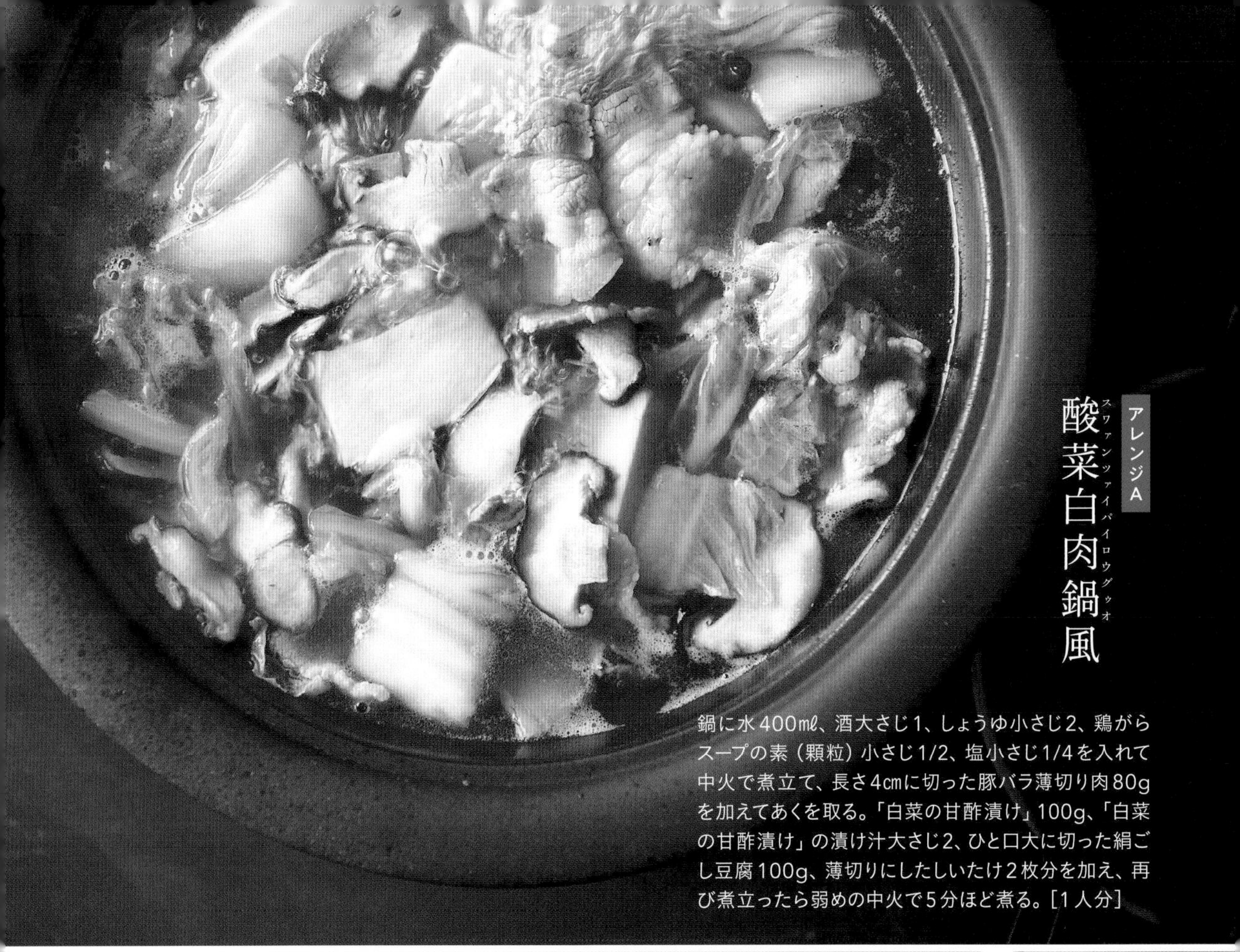

アレンジA

酸菜白肉鍋《スワンツァイパイロウグゥオ》風

鍋に水400mℓ、酒大さじ1、しょうゆ小さじ2、鶏がらスープの素（顆粒）小さじ1/2、塩小さじ1/4を入れて中火で煮立て、長さ4㎝に切った豚バラ薄切り肉80gを加えてあくを取る。「白菜の甘酢漬け」100g、「白菜の甘酢漬け」の漬け汁大さじ2、ひと口大に切った絹ごし豆腐100g、薄切りにしたしいたけ2枚分を加え、再び煮立ったら弱めの中火で5分ほど煮る。［1人分］

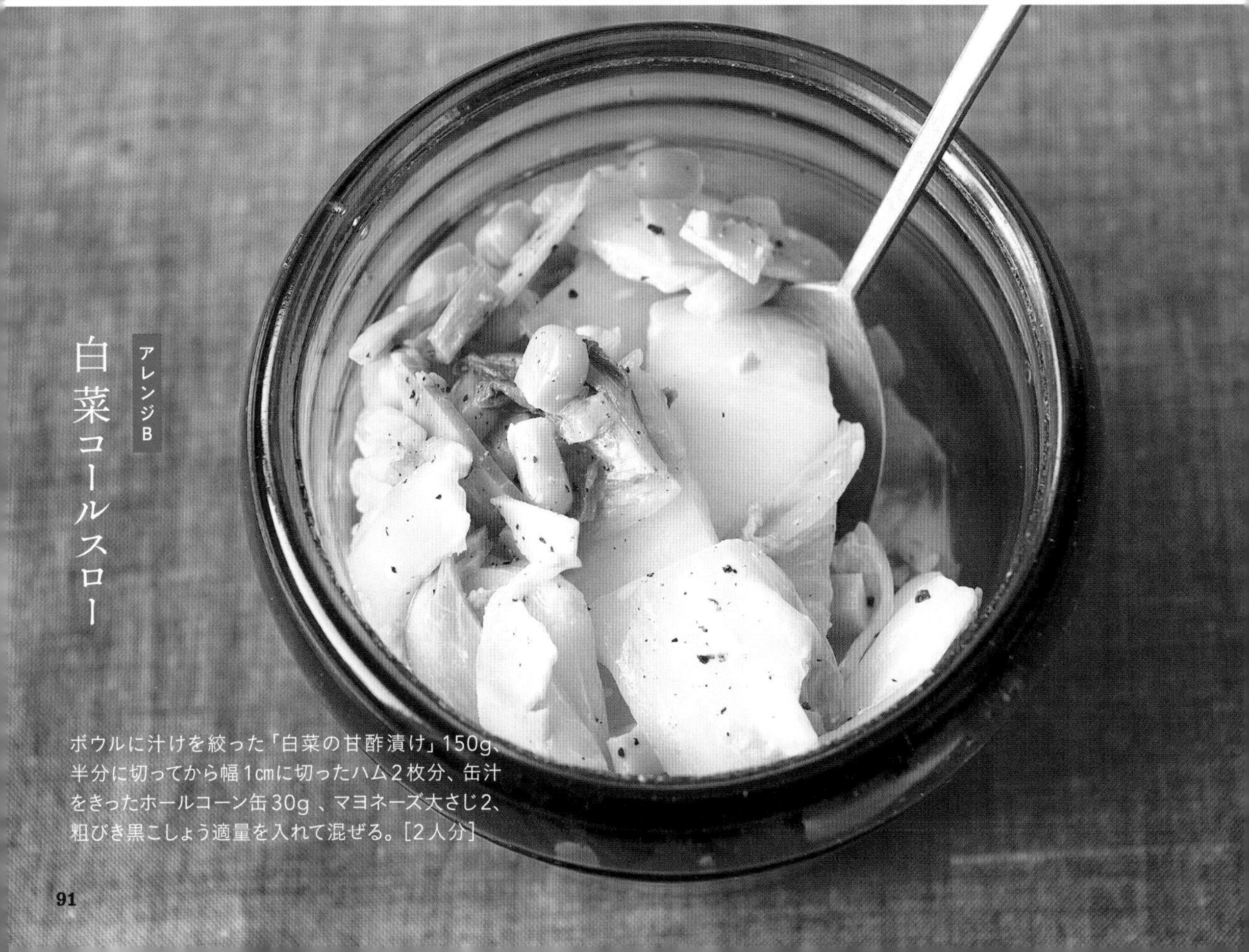

アレンジB

白菜コールスロー

ボウルに汁けを絞った「白菜の甘酢漬け」150g、半分に切ってから幅1㎝に切ったハム2枚分、缶汁をきったホールコーン缶30g 、マヨネーズ大さじ2、粗びき黒こしょう適量を入れて混ぜる。［2人分］

column
4

砂糖の甘い作りおき

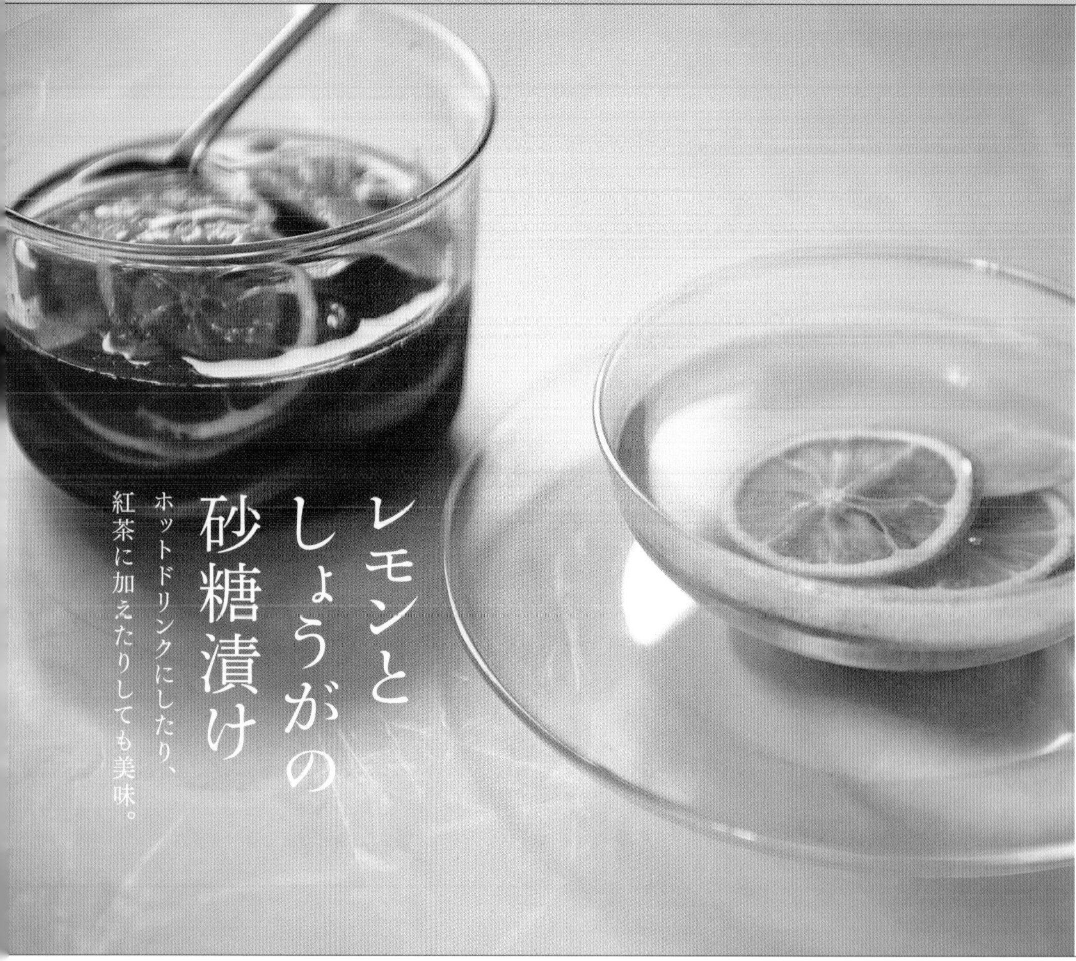

レモンとしょうがの砂糖漬け

ホットドリンクにしたり、紅茶に加えたりしても美味。

冷蔵保存 **1** か月

［材料と下準備］ 作りやすい分量

レモン … 2個（正味200g） 潤
▶皮をよく洗い、薄い輪切りにする

しょうが … 正味50g 免
▶薄切りにする

砂糖（レモンとしょうがの正味総量と同量）… 250g

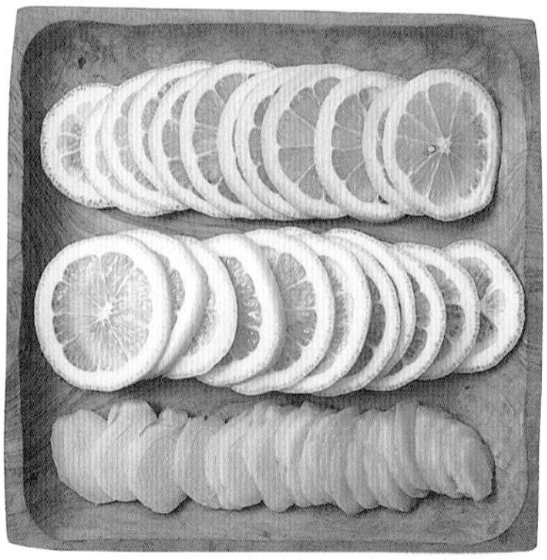

1 保存容器にレモン、しょうが、砂糖の順に、上から押さえて空気を抜きながら3～4回に分けて重ね入れる（砂糖が一番上になるようにする）。

2 ふたをして冷蔵室に入れ、砂糖が溶けるまで3～4日おく（1日1回、清潔なスプーンで全体を混ぜる）。

湯150㎖に「レモンとしょうがの砂糖漬け」15～20gを入れて、さっと混ぜていただきます。冷えが気になる方は、体を温めるシナモンを一緒に漬けても。

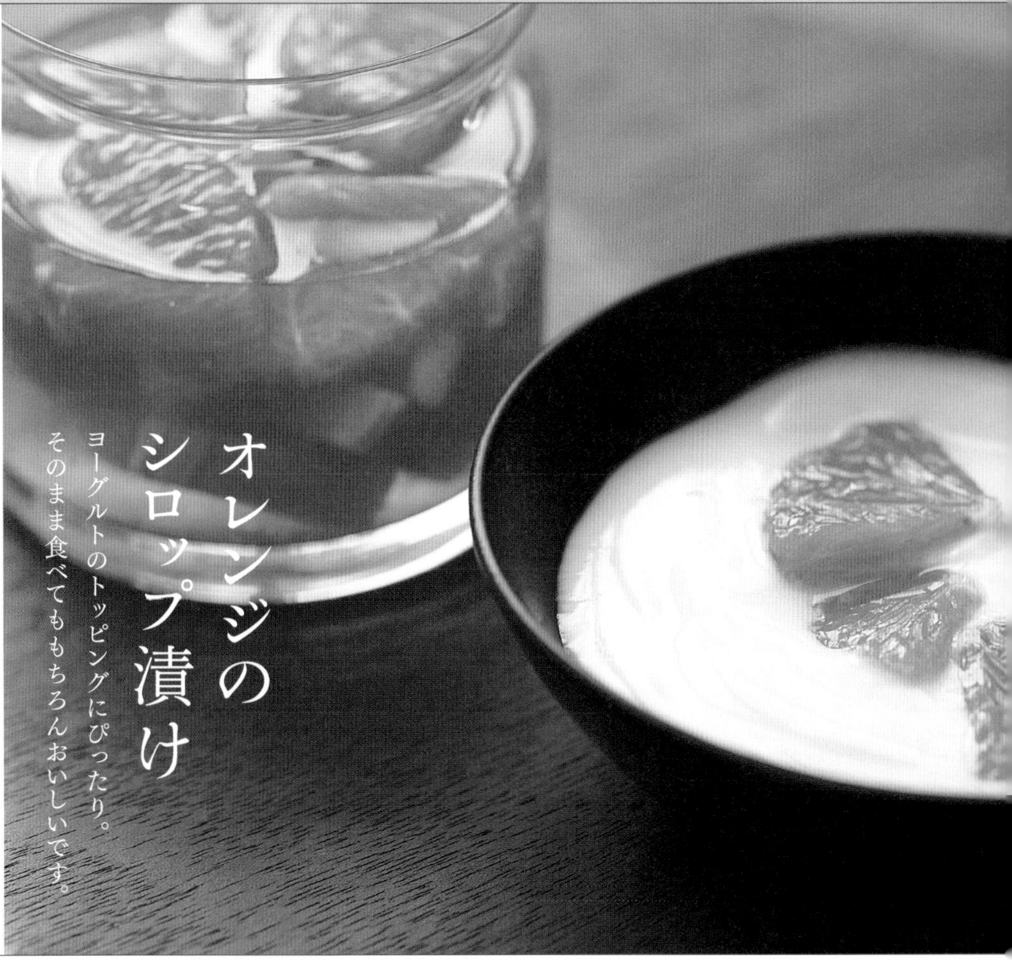

オレンジのシロップ漬け

ヨーグルトのトッピングにぴったり。
そのまま食べてももちろんおいしいです。

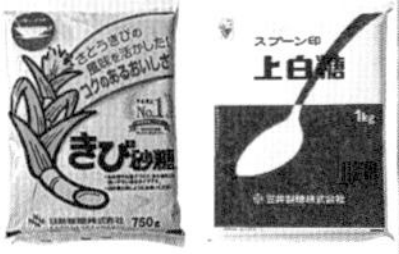

砂糖には防腐効果があり、食材を長持ちさせてくれます。
甘みがよくしみた砂糖漬けやシロップ漬けは、
おやつやティータイムにぴったり。砂糖は好みで構いませんが、
白く仕上げたいときは上白糖を使用してください。

冷蔵保存**4～5**日

［材料と下準備］ 作りやすい分量

オレンジ … 2個 安 消

▶厚さ1cmのいちょう切りにする

A 水 … 200mℓ
　砂糖 … 100g

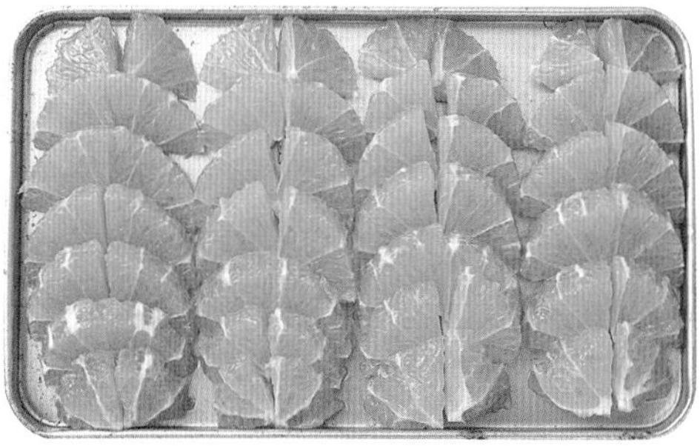

1 小鍋にAを入れて中火で熱し、砂糖が溶けたら火を止めて粗熱をとる。

2 保存容器にオレンジを入れ、1を注ぐ。表面をぴったり覆うようにラップをし、冷めたらふたをして冷蔵室でひと晩以上おく。

 オレンジは食欲がないときや、おなかの張りを感じるときにもおすすめです。

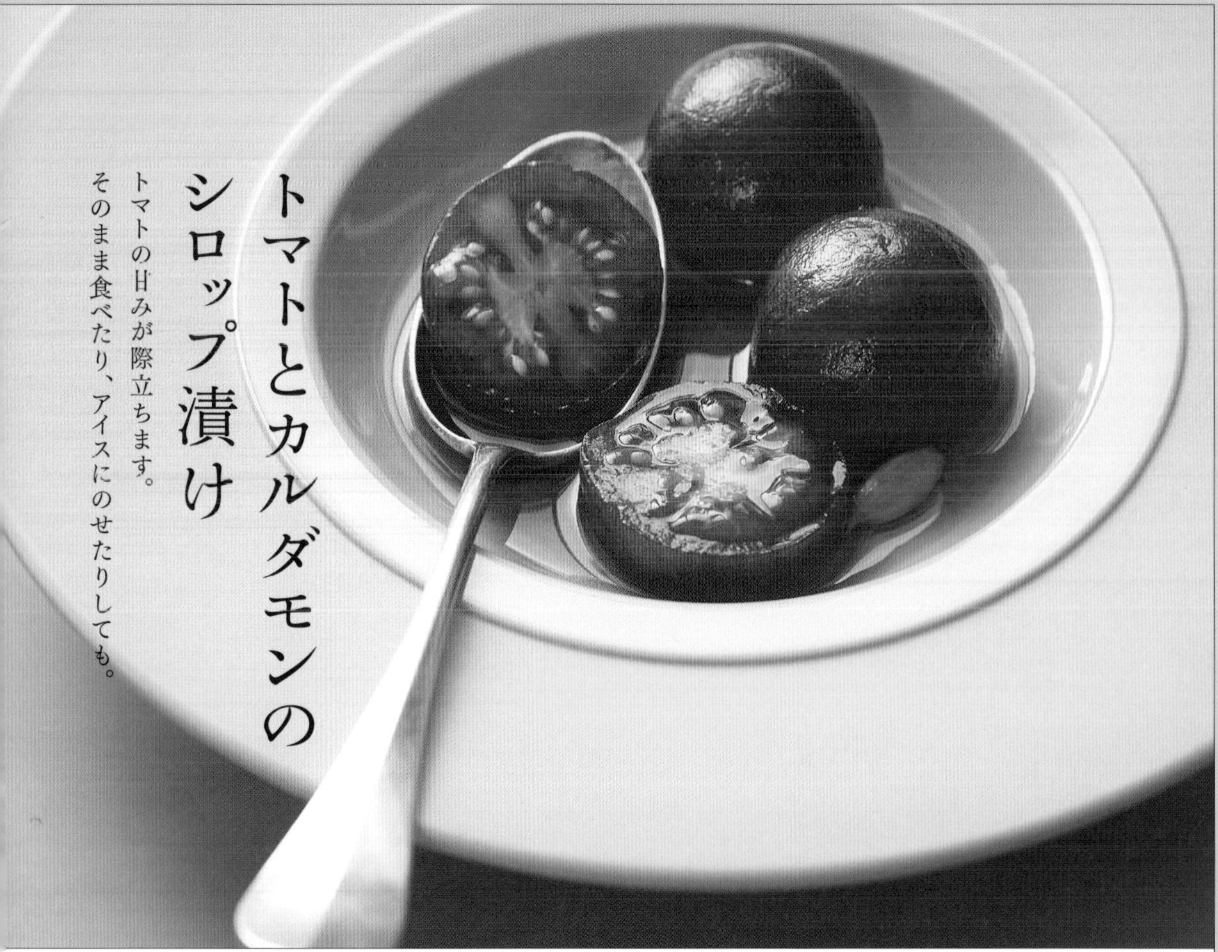

トマトとカルダモンのシロップ漬け

トマトの甘みが際立ちます。
そのまま食べたり、アイスにのせたりしても。

冷蔵保存**4～5**日

[材料と下準備] 作りやすい分量

ミディトマト … 500g　冷 安 潤
▶へたを取り、へたがあった部分に十文字の浅い切り込みを入れる

A カルダモンシード … 5粒
水 … 200mℓ
砂糖 … 100g

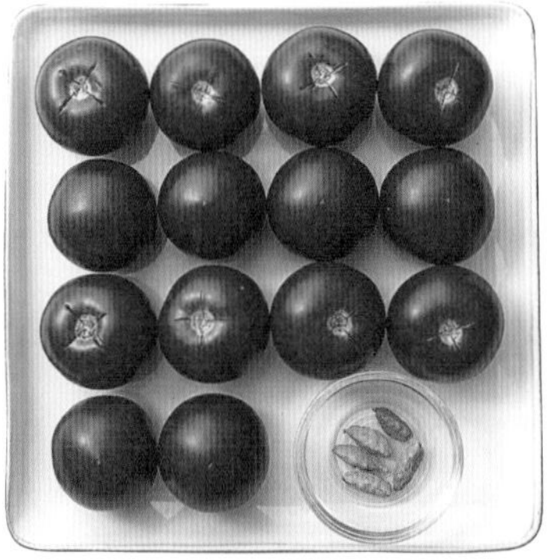

1 鍋に湯を沸かしてミディトマトを入れ、皮がめくれてきたら氷水に取って冷まし、皮をむいて保存容器に入れる。

2 小鍋にAを入れて中火で熱し、砂糖が溶けたら火を止める。そのままおいて粗熱をとり、1に注ぐ。表面をぴったり覆うようにラップをし、冷めたらふたをして冷蔵室でひと晩以上おく。

バニラアイスクリームにのせると意外なおいしさが。ミディトマトは湯むきをするので、少し硬めのものがおすすめ。ミニトマトで作る場合は、切り込みは不要です。

キウイの砂糖漬け

炭酸水で割ればさわやかなドリンクに。
ヨーグルトにのせるのもおすすめです。

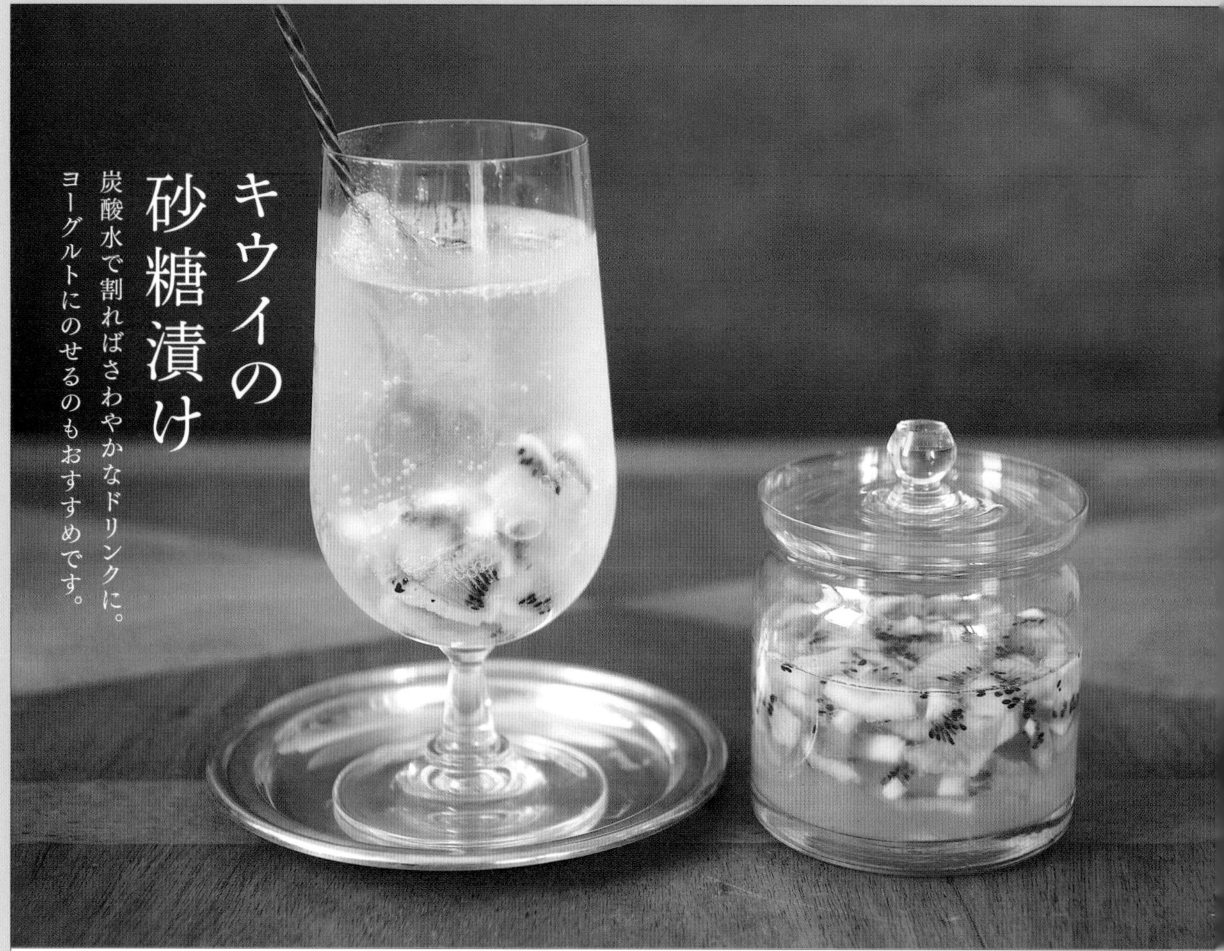

冷蔵保存 **1** か月

[材料と下準備] 作りやすい分量

キウイ … 3個（正味250g） 冷 潤
▶厚さ5㎜のいちょう切りにする

砂糖（キウイの正味重量の80%）… 200g

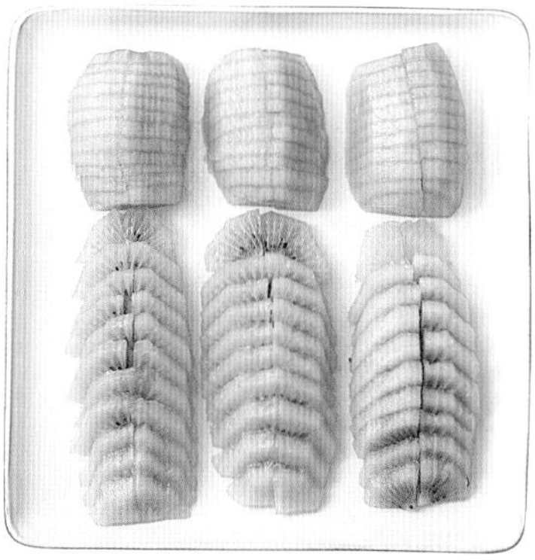

1 保存容器にキウイ、砂糖の順に、上から軽く押さえて空気を抜きながら3〜4回に分けて重ね入れる（砂糖が一番上になるようにする）。

2 ふたをして冷蔵室に入れ、砂糖が溶けるまで3〜4日おく（1日1回、清潔なスプーンで全体を混ぜる）。

炭酸水（無糖）150㎖に「キウイの砂糖漬け」20〜30gを入れて、さっと混ぜていただきます。
体を涼しくして潤すキウイは、熱がこもり、発汗が増える夏に最適です。

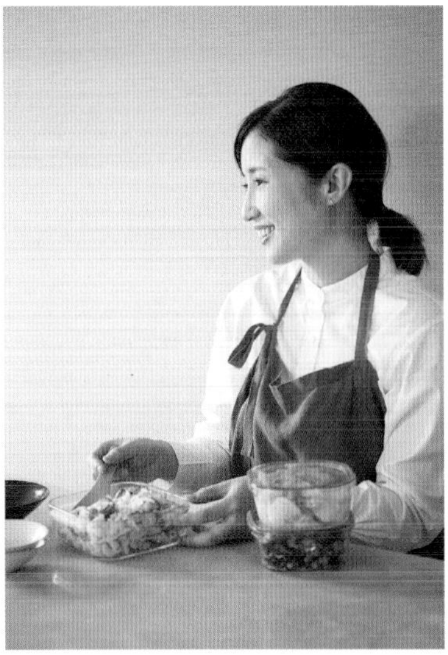

齋藤菜々子

料理家、国際中医薬膳師。一般企業に就職後、忙しい日々の中で料理を作ること、食べることが心身の充実につながることを実感し、料理家に転向。料理家のアシスタントを務めながら、日本中医食養学会、日本中医学院にて中医学を学び、国際中医薬膳師の資格を取得。独立後は「今日からできるおうち薬膳」をモットーに、身近な食材を使った親しみやすい家庭料理のレシピを、雑誌やＷｅｂなどで提案している。初の著書『基本調味料で作る体にいいスープ』（主婦と生活社）が、第８回料理レシピ本大賞で、「【料理部門】入賞」と「プロの選んだレシピ賞」のＷ受賞を果たした。
https://nanakoyakuzen.amebaownd.com

調理補助　沓澤佐紀
撮影　豊田朋子
スタイリング　駒井京子
デザイン　髙橋朱里（マルサンカク）
文　佐藤友恵
校閲　安藤尚子
編集　小田真一
撮影協力　ＡＷＡＢＥＥＳ、ＵＴＵＷＡ

読者アンケートにご協力ください

この度はお買い上げいただきありがとうございました。『基本調味料で作る体にいい作りおき』はいかがだったでしょうか？　右下のＱＲコードからアンケートにお答えいただけると幸いです。今後のより良い本作りに活用させていただきます。所要時間は５分ほどです。

＊このアンケートは編集作業の参考にするもので、ほかの目的では使用しません。詳しくは当社のプライバシーポリシー（https://www.shufu.co.jp/privacy/）をご覧ください。

基本調味料で作る体にいい作りおき

著　者　齋藤菜々子
編集人　東田卓郎
発行人　倉次辰男
発行所　株式会社主婦と生活社
〒１０４-８３５７　東京都中央区京橋３-５-７
編集部　☎０３-３５６３-５１２９
販売部　☎０３-３５６３-５１２１
生産部　☎０３-３５６３-５１２５
https://www.shufu.co.jp
製版所　東京カラーフォト・プロセス株式会社
印刷所　共同印刷株式会社
製本所　株式会社若林製本工場

ISBN978-4-391-15652-2

十分に気をつけながら造本していますが、落丁、乱丁本はお取り替えいたします。お買い求めの書店か、小社生産部にお申し出ください。